Itziar Leal Leturia

Espectroscopia por RMN en esquizofrenia y trastorno bipolar

Itziar Leal Leturia

Espectroscopia por RMN en esquizofrenia y trastorno bipolar

Espectroscopia por RMN del Cíngulo anterior

Editorial Académica Española

Imprint
Any brand names and product names mentioned in this book are subject to trademark, brand or patent protection and are trademarks or registered trademarks of their respective holders. The use of brand names, product names, common names, trade names, product descriptions etc. even without a particular marking in this work is in no way to be construed to mean that such names may be regarded as unrestricted in respect of trademark and brand protection legislation and could thus be used by anyone.

Cover image: www.ingimage.com

Publisher:
Editorial Académica Española
is a trademark of
International Book Market Service Ltd., member of OmniScriptum Publishing Group
17 Meldrum Street, Beau Bassin 71504, Mauritius

Printed at: see last page
ISBN: 978-3-8473-6353-8

Zugl. / Aprobado por: Madrid, Universidad Autonoma de Madrid, Tesis.

AGRADECIMIENTOS.

Querría expresar mi agradecimiento a todas las personas que me han ayudado a elaborar esta tesis doctoral y sin cuya colaboración no hubiese sido posible el realizar este proyecto.

Al Dr. José Luis Ayuso Mateos por darme la oportunidad de trabajar con él, por dirigirme la tesis y por enseñarme tanto.

Al Dr. Fernando Sarramea Crespo por permitirme participar en el proyecto que hizo posible iniciar y llevar a cabo este trabajo, por ser mi tutor y por dirigirme la tesis.

Al Dr. Roberto Nuevo, por dirigirme la tesis por su dedicación y por todo lo que ha aportado tras horas duras de trabajo.

Al Dr. Pablo Sau porque sin su colaboración no hubiésemos podido realizar el estudio, tanto en la realización de las técnicas de imagen como en sus colaboraciones posteriores que han sido imprescindibles.

Al Dr .Vicente Molina por acogerme en Salamanca y darme un modelo de trabajo así como múltiples ideas para que esta tesis fuera posible.
Al Dr. David Prieto por su colaboración desinteresada desde la distancia que tanto me ha ayudado.

Al Dr. Joaquin De Juan y a la Dra. Rosa Pérez por su colaboración , por acogerme en su casa y apoyarme desde el inicio del inicio.

Al CIBERSAM por potenciar la investigación cooperativa y traslacional, por permitirme participar en sus proyectos lo cual me ha ayudado mucho a realizar esta Tesis.

Agradecimientos a todos mis compañeros del Grupo Multidisciplinar de Investigación en Trastornos Afectivos: Mar Rivas, María Cabello, Marta Miret, Pilar López, Blanca Mellor, Celia Anaya y Celia por ayudarme en el día a día.

A mis padres, Ana y Javier , y a mis hermanos, Laura y Arnaud, que me han soportado durante todos estos años.

A Diego, por su paciencia y por estar siempre a mi lado y darme el aliento y las fuerzas necesarias para continuar.

Itziar Leal Leturia

INDICE.

INDICE

Páginas

INDICE DESGLOSADO

INDICE DE FIGURAS.

INDICE DE TABLAS.

INDICE DE TABLAS.

INDICE DE GRÁFICOS.

INDICE DE GRÁFICOS

INTRODUCCION.

1. INTRODUCCION

Para comprender el paradigma de la psiquiatría moderna es necesario hacer una revisión histórica de la búsqueda de las causas de la enfermedad mental. Dentro del desarrollo histórico de esta disciplina hemos de señalar el desarrollo de la neuropsiquiatría, ciencia que relaciona las alteraciones mentales o emocionales a una función cerebral alterada (Berrios 2005 a).

El intento de identificación del sustrato subyacente a la enfermedad mental ha sido un anhelo constante de la Psiquiatría (Bernardo 1992). Para llegar a explorar y comprender mejor estos aspectos es imprescindible indagar en la anatomía y en la fisiología del Sistema Nervioso Central y para este propósito el avance de la neuroimagen ha sido esencial (Jeffrey, 1999).

Una de las herramientas en neuroimagen que ha cobrado mayor importancia en los últimos años es la espectroscopia de hidrógeno (^{1}H-ERM) (Frangou, 1996). Esta técnica, no invasiva, permite evidenciar disfunciones metabólicas encefálicas incluso antes de que se manifiesten con alteraciones morfológicas en las imágenes anatómicas. Desde el descubrimiento de la espectroscopia y de forma progresiva se ha ido aplicando de una manera creciente para estudiar los diferentes trastornos psiquiátricos (Potts, 1993). Las regiones cerebrales exploradas con esta técnica, tanto en la esquizofrenia como en el trastorno bipolar, varían en cuanto a su localización y función.

La región del cíngulo anterior, con implicación tanto en procesos cognitivos como en los emocionales, presenta anormalidades tanto en la esquizofrenia como en el trastorno bipolar. Este área cerebral ha sido estudiada por numerosas investigaciones llegándose a postular que el cíngulo anterior puede participar en los circuitos implicados en la patogenia de ambos procesos (Drevets, 1997; Shenton, 2001; Todtenkopf, 2005).

Para poder abarcar estos diferentes matices expuestos y relacionados con el tema de la tesis que nos ocupa hemos dividido la introducción en cuatro módulos.

Iniciamos el texto con el desarrollo del contexto histórico exponiendo el progreso de la neuropsiquiatría. Comenzamos por su nacimiento en 1918, cuando se empiezan a relacionar las alteraciones mentales o emocionales a una función cerebral alterada para continuar desarrollando los diferentes autores imprescindibles en su evolución.

Para llegar a explorar y comprender mejor la relación entre la patología metal y las lesiones cerebrales describiremos el gran avance que ha supuesto el desarrollo, desde mediados de siglo, de las técnicas de neuroimagen. Así en el segundo módulo de la introducción nos centramos en la descripción del progreso de estas técnicas de neuroimagen, gracias al cual disponemos en la actualidad de la espectroscopia, técnica que utilizaremos   en   nuestro   estudio.   Describiremos   esta   técnica   y pormenorizaremos en el análisis de un espectro de hidrogeno señalando la importancia de los diferentes metabolitos que lo componen.

En el tercer módulo pasamos a describir el área que vamos a analizar con la espectroscopia, el cíngulo anterior, detallando su localización, anatomía y función. En este estudio hemos seleccionado esta región cerebral debido a su importancia funcional y por la implicación en la patogenia de los trastornos que vamos a estudiar: la esquizofrenia y el trastorno bipolar.

En el cuarto y último modulo expondremos los hallazgos más recientes de los trastornos que nos ocupan en la investigación, la esquizofrenia y el trastorno bipolar. Compararemos su prevalencia, carga de la enfermedad, afectación funcional, genética y estudios de neuroimagen estructural y funcional más actuales.

Por todo lo anteriormente expuesto creemos que es importante la realización de este estudio para investigar las posibles bases bioquímicas de la esquizofrenia y el trastorno bipolar analizando los diferentes metabolitos del espectro en el cíngulo anterior. Encontramos un número amplio de publicaciones que analizan, mediante la espectroscopia de protón único, cada trastorno de forma independiente, por lo que comparar las dos patologías puede aportar datos interesantes que nos ayuden a avanzar en el desarrollo del conocimiento de ambos trastornos.

Para realizar la investigación reclutamos a catorce pacientes diagnosticados de esquizofrenia paranoide, diecisiete diagnosticados de trastorno bipolar tipo I sin historia previa de síntomas psicóticos y quince controles sanos. Realizamos a los sujetos el espectro (con un scanner de 1,5 teslas) localizando el vóxel en el cíngulo anterior para determinar los diferentes metabolitos cerebrales (N-ácetil aspartato, colina y creatinina). Posteriormente comparamos los datos obtenidos en cada grupo para poder analizar los resultados obtenidos y poder emitir las correspondientes conclusiones.

1.1. Neuropsiquiatría.

1.1.2. Definición.

Cuando se piensa en el cerebro se tiene en mente un órgano constituido por neuronas, sinapsis, neurotransmisores, receptores, conexiones interneuronales múltiples y circuitos (Mora, 1994).

Actualmente el término Neuropsiquiatría se refiere fundamentalmente a las disciplinas clínicas que se entrecruzan al compartir la creencia de que los síntomas mentales se producen en zonas cerebrales alteradas (Berrios, 2005).

Atendiendo a la palabra y sus referentes, los nombres son una ayuda o un escollo en todos los ámbitos, especialmente cuando ellos se comportan como significantes variables. Desde que apareció en la Francia de finales del siglo XIX como una palabra doble, "neuro-psychiatrie", el significado de neuropsiquiatría ha cambiado repetidas veces. En el periodo de entreguerras, "neuropsychiatrie" se refería a las actividades clínicas de los médicos entrenados tanto en neurología como en psiquiatría.

Alrededor de 1918, la palabra apareció en el inglés usual como "Psiquiatría que relaciona las alteraciones mentales o emocionales a una función cerebral alterada" (Berrios, 2005). Definiciones como: "una rama de la medicina que trata la relación entre los procesos neuronales y las enfermedades mentales" (Reeber, 1995) son demasiado generales.

Lo fundamental de la neuropsiquiatría es el esfuerzo de relacionar la psicopatología con los déficits cerebrales, incluyendo aquellos síntomas de la "zona gris" (entre la neurología y psiquiatría) con el fin de revitalizar este paradigma y no dejarlo reducido al estigma de los síntomas psiquiátricos (Berrios, 2005 a).

1.1.3. Siglo XVII.

Las primeras reivindicaciones de que algunas formas de enfermedad mental tienen relación con el "cuerpo" las encontramos en la literatura del siglo XVII, los dos grandes innovadores médicos de la segunda mitad de este siglo serán Sydeham y Willis (Berrios, 2005 b).

Thomas Sydeham (1624-1689), influido por Francis Bacon, describió el papel del médico como observador pasivo y con respecto a la causalidad, eligió el modelo del "mecanismo interno", todas las enfermedades tenían que tener una causa formal (Taylor, 1982).

Thomas Willis (1621-1675) fue el promotor de la "teoría iatro-química "de la enfermedad. Willis usó sus conceptos químicos para explicar la causa de las enfermedades y en esto siguió muy de cerca el ideal baconiano de proporcionar un mecanismo interno que pueda ser identificado con la enfermedad misma. El autor afirmaba que "todas las enfermedades eran perversiones de fermentaciones naturales en las que las partículas sulfurosas y espirituosas en la masa sanguínea alcanzaban tal movimiento que la sangre llegaba a sobrecalentarse" (Frank, 1980).

1.1.4. Siglo XVIII.

En el Siglo XVIII se desarrollan nuevos modelos para la explicación del sistema nervioso y las enfermedades mentales, siendo los autores más representativos de este siglo: David Hartley, William Batlle y Pierre Cabanis.

David Hartley (1705-1757) relacionó las enfermedades mentales con distorsiones en los patrones de vibración de fibras cerebrales (Hartley, 1834). El autor postulaba que las vibraciones que afectaban al cerebro estaban producidas por estímulos externos y que la fibra en sí también contribuía al patrón de respuesta.

William Battie (1703-1776) desarrolló su pensamiento basado en la "teoría de la vibración" de Hartley y también fue influido por la teoría de la causalidad de Hume. Desechó la teoría que afirmaba que el cerebro era una glándula. Expuso que la "sustancia medular" era sólida y que las sensaciones ocurrían como resultado de la presión sobre los nervios (Battie, 1758).

El tercer autor, Pierre Cabanis (1757-1808) señaló literalmente que podía comprobarse "una influencia del sistema cerebral, como órgano del pensamiento y de la voluntad sobre los demás órganos, cuyas funciones pueden excitar, suspender y hasta desnaturalizar su acción simpática" (Barcia, 2005).

1.1.5. Siglos XIX-XX.

En el siglo XIX Etienne Jean Georget (1795-1828), alienista de la primera mitad del siglo, escapó de la visión del Siglo XVIII modificando la nosología y enfatizando en la etiología orgánica de la enfermedad mental (Berrios, 2002).

La teoría de este autor se vio reforzada por el trabajo de su contemporáneo Antoine Laurent Jessé Bayle (1799-1858) que desarrolló una visión unitaria opuesta a la visión dualista que predominaba en el momento afirmando: "en la mayor parte de los casos la locura se debe estrictamente a lesiones físicas, frecuentemente a una inflamación crónica de las meninges..." (Brown, 1994).

El trabajo de Bayle ha sido considerado por algunos como la primera demostración de que la enfermedad mental es una enfermedad física y por lo tanto los historiadores convencionales han considerado sus escritos como el principio de la neuropsiquiatría (Berrios, 1985 a).

A Wilhelm Griesinger (1817-1868) se le ha atribuido la cita que afirma que: "todas las enfermedades mentales son enfermedades del cerebro". Para este autor el concepto de "lesión" era fisiológico y no anatómico (Berrios, 2002). Su visión de que las enfermedades mentales estaban compuestas por unidades de análisis "elementales" proveyó las bases conceptuales para el desarrollo de la psicopatología descriptiva (Berrios, 1996).

Theodor Meynert (1833-1892) afirmó que el pronunciamiento de que los trastornos mentales son "trastornos del cerebro" y que el "el flujo sanguíneo es relevante para la función cerebral", carece de sentido a menos que se base en una teoría fisiopatológica (Berrios, 2000). Este autor creía que la actividad del cerebro dependía de la nutrición controlada por la actividad vasomotora a partir de la cual y debido a sus alteraciones se generarían las enfermedades mentales.

El discípulo de Meynert, Karl Wernicke (1848-1905), es considerado uno de los psiquiatras más importante del siglo XIX (Lankzick, 1998). Desde la perspectiva psiquiátrica tres son las contribuciones más importantes de

Wernicke: 1) un modelo que engloba todas las enfermedades relativas al cerebro (sean psiquiátricas o neurológicas); 2) la elaboración de un modelo patofisiológico mediador entre el cerebro y la conducta; 3) la presentación del primer "enfoque neuropsicológico" de los síntomas mentales. En el modelo de Wernicke era fundamental el hecho del cerebro humano provisto de un sistema de proyección y asociación (transcortical) de fibras, y que este último constituía el órgano de la conciencia y de las funciones intelectuales superiores. Las lesiones de proyección de las fibras daban lugar a una patología focalizada y a la enfermedad neurológica, mientras que la patología de asociación generaba la enfermedad mental (Berrios, 2000).

Hughlings Jackson (1835-1911), neurólogo inglés, no creía en la existencia de trastornos "mentales" como fenómenos "psicológicos" (Jackson, 1894). Las lesiones anatómicas (disoluciones) llevaban a la desaparición de la función (síntomas negativos) y también a la liberación de la función en otras estructuras (síntomas positivos) (Berrios, 1985 b). De acuerdo con Jackson, las diferencias entre las locuras podrían ser explicadas en términos de cuatro factores: 1) la profundidad de la disolución de los centros nerviosos más altos; 2) el tipo de persona que experimentó la disolución; 3) la velocidad de la disolución; y 4) el estado físico de la persona que experimenta la disolución. (Jackson, 1892).

Constantin Von Monakow (1853-1930), neuropatólogo y neurólogo, escribió junto con Raoul Mourgue uno de los más importantes libros sobre psicopatología del siglo XX (Monakow y Mourge, 1928). Estos dos autores desarrollaron un modelo neuropsiquiátrico del tipo que Guiraud ha llamado "dinamo-morfológico" (Giraud, 1950) basado en el supuesto de que la neuropsiquiatría es un subcampo de la biología, los autores aportaron a la neuropsiquiatría los conceptos de "localización cronogenética", incorporando el tiempo como parámetro crucial de todos los fenómenos neuropsiquiátricos, y el concepto de "diasquisis" que hace referencia a una variedad de fenómenos clínicos repentinos y reversibles que se observan tras el shock causados por las lesiones localizadas del sistema nervioso central, afirmando que estos síntomas no se pueden explicar por la extensión y localización de la lesión cerebral.

La Neuropsiquiatría puede ser definida como un conjunto de ideologías tejidas alrededor de la afirmación de que las enfermedades mentales son enfermedades del cerebro. Durante los últimos trescientos años su significado ha ido evolucionando.

Durante el siglo XIX se desarrollaron el microscopio electrónico y la neuropatología, en el siglo XX el EEG y la psicofarmacología. Hoy en día la accesibilidad a potentes técnicas de investigación como la neuroimagen, la neuropsicología y la genética molecular nos aportan nuevas esperanzas para la comprensión de las enfermedades mentales (Berrios, 1999).

1.2. Neuroradiología.

1.2.1. Desarrollo de la Neuroradiología.

El desarrollo de las técnicas de neuroimagen ha dotado a la psiquiatría de una ventana a través de la cual mirar directamente al cerebro. La neuroimagen ha de entenderse como un conjunto de tecnologías interrelacionadas que permiten al investigador y al psiquiatra clínico medir y cuantificar, probar procesos fisiológicos y metabólicos dinámicos, evaluar los efectos de determinados fármacos o sustancias químicas y explorar la interrelación entre la actividad mental y fisiológica cerebral (Andreasen, 2003).

En el desarrollo de la neuroradiología podemos distinguir tres etapas: una primera que abarca de 1918 a 1939, la segunda de 1939 hasta 1972 y la tercera o moderna, que llega hasta nuestros días (Taveras, 1990).

Durante el primer periodo se desarrollaron las primeras técnicas de neuroimagen: la pneumoencefalografía cerebral, la mielografía y la angiografía. Mediante la pneumoencefalografía se obtuvieron las primeras imágenes de cerebros de pacientes esquizofrénicos.

A mediados de siglo se hicieron pruebas con el fin de relacionar los hallazgos de las imágenes con los déficits cognitivos (Haug, 1962). Jacobi y Winkler realizaron un estudio con esta técnica a 19 pacientes esquizofrénicos y describieron que 18 de ellos tenían aumento del volumen ventricular (Jacobi y Winkler, 1927).

Tabla 1. *Estudios pneumoencefalográficos de pacientes esquizofrénicos sin tratamiento previo con neurolépticos.*

Año	Investigador(es)	Proporción de pacientes afectados	Ventrículos cerebrales
1927	Jacobi y Winkler	18/19	95%
1933	Moore et al.	25/60	42%
1935	Lemke	50/100	50%
1949	Donovan et al.	16/19	84%
1957	Huber	131/195	67%

En la segunda etapa se promovieron mejoras en las técnicas ya existentes y se generaron otras nuevas como: los ultrasonidos, la encefalografía con radionucleótidos, la discografía y la radiología intervencionista.

El periodo moderno comienza en la década de los 70 con el descubrimiento de la Tomografía Axial Computarizada (TAC) (Conmack, 1963). Los primeros resultados clínicos se publicaron en la primavera europea de 1972. Pocos descubrimientos médicos han recibido una aceptación tan inmediata como los realizados con esta técnica (Hounsfield, 1973). La invención del TAC cambió la medicina, ofreció a los neuropsicólogos la posibilidad de estudiar la relación existente entre el cerebro y las incapacidades cognitivas sin tener que esperar a la autopsia para realizar la exploración del cerebro (Raichle, 2000).

Los estudios realizados con Tomografía axialcomputarizada no encuentran diferencias estadísticamente significativas entre los pacientes esquizofrénicos y los afectivos (Rossi, 1984). En un metaanálisis, Jeste y sus colaboradores (1998) determinaron que la media del volumen de los ventrículos laterales en los esquizofrénicos no tenia diferencias significativas respecto a la de los pacientes con trastornos afectivos pero si respecto a los controles .

Hoy en día la mayor utilidad de la Tomografía axial computarizada es la de descartar patología orgánica en casos de trauma o urgencias, la Resonancia Magnética Nuclear (RMN), proporciona más información sin irradiar al paciente (Arango, 2003).

La Resonancia Magnética Nuclear (RMN) nació en los años 40 en Estados Unidos (Raichle, 2000). Es una técnica no invasiva que proporciona imágenes en cualquier plano. La RMN se realiza pasando un intenso campo magnético a través del paciente, utilizando para ello tres juegos de imanes colocados en pendiente sobre tres ejes ortogonales (Maestú, 2007). Al hacer pasar una onda de radiofrecuencia a través del cerebro estos núcleos emiten sus propias ondas de radio, la energía de estas ondas permite identificar a la molécula (Palomo, 2002).

En la actualidad no disponemos de ningún signo biológico cerebral obtenido mediante la utilización de técnicas de neuroimagen cerebral estructural que pueda ser utilizado como elemento diagnóstico de la enfermedad (Arango, 2003); hoy en día la neuroimagen aún se encuentra en una etapa de desarrollo incipiente (Manqueen, 2010), pero a pesar de esto cada vez es más extenso el número de estudios realizados por RMN que intenta describir la biología cerebral y la fisiopatología de las enfermedades mentales (Raquel, 2007).

La mayoría de los estudios de neuroimagen que se han desarrollado en psiquiatría se han focalizado en la esquizofrenia. La RMN ha jugado un papel fundamental proporcionando evidencia en las alteraciones cerebrales descritas en este trastorno (Agarwal, 2010). Los hallazgos más replicados con esta técnica describen una reducción global del cerebro de los pacientes esquizofrénicos debido a una disminución de la materia gris acompañada de aumento del volumen ventricular (Daniel, 1991; Ellison-Wright, 2010; Fornito, 2009; Meduri, 2010; Senton, 2001; Oteen, 2006; Ward, 1996; Wright, 2000). La reducción cerebral se detecta en estructuras del lóbulo temporal (particularmente en el hipocampo, en la amígdala, en el giro temporal superior) (Lawrie y Abukmeil, 1998; Nelson , 1998), en la corteza prefrontal, en el tálamo (Konick y Friedman, 2001), en el cíngulo anterior (Baiano, 2007) y en el cuerpo calloso (Woodruff , 1995).

Para conseguir un estudio estructural más detallado de los cambios regionales cerebrales se desarrollaron los procedimientos de morfometría computarizada o morfometría basada en el vóxel (VBM). Con esta técnica las imágenes de Resonancia Magnética Nuclear analizan los cambios estructurales a nivel de los "vóxels" o elementos individuales de imagen digital tridimensionales (Ashburner y Friston, 2000). Estos estudios, en esquizofrenia, describen disminución de la densidad de materia gris en los lóbulos temporales medios (MTL) y en el giro temporal superior (STG) La reducción en los MTL se relaciona con los déficits de memoria mientras que la reducción en el STG se relaciona con los síntomas positivos de la esquizofrenia (Antonova, 2004; Lawrie, 2004). Honea y sus colaboradores describieron la región del MTL y del STG como una de las regiones clave y diferenciales desde el punto de vista estructural entre los sujetos con esquizofrenia y sujetos sanos (Honea, 2005).

En 2009 Segall y sus colaboradores encontraron disminución de materia gris en el cíngulo anterior, en el tálamo, en la ínsula y en el lóbulo frontal a nivel bilateral, así como en el hipocampo y en la región de la amígdala de pacientes diagnosticados de esquizofrenia (Segall, 2009).

Algunos trabajos en pacientes diagnosticados de esquizofrenia y en sus familiares, no afectados por el trastorno , han descrito, en ambos grupos, disminución de la asimetría (Dragovic y Hammond, 2005; Flaum, 1995; Sharma, 1999).

En lo que respecta a los estudios de la enfermedad en las fases tempranas, metaanálisis que comparan pacientes con primeros episodios frente a sujetos controles describen una reducción del volumen cerebral global y del hipocampo en particular (Steen, 2006; Vita, 2006). Algunas de las alteraciones que se aprecian en la RMN se encuentran descritas en fases iniciales de la enfermedad, por lo que se deduce que no son secundarias a los tratamientos. Así, el desarrollo temprano de la esquizofrenia parece estar relacionado con alteraciones neuroanatómicas severas (Kyriakopoulos y Frangou 2007).

En pacientes con un primer episodio se ha demostrado una reducción del hipocampo, que es mayor aún en pacientes varones (Matsumoto, 2001). Thompson et al.(2001) realizaron un estudio en adolescentes en el que muestran la pérdida temprana y más tardía de materia gris comparando a los pacientes con esquizofrenia y a los sujetos normales en un punto inicial y a los cinco años. Se observa una pérdida mayor en el lóbulo parietal. Con el paso del tiempo la pérdida de materia gris se observa de forma acentuada en el giro temporal superior (STG) y en el córtex dorsolateralprefrontal (DLFPC). Este patrón dinámico se puede observar en la siguiente imagen.

Figura 1. *Mapa tridimensional en el que se aplica un código de color según las diferencias estadísticas de perdida de materia gris (Thompson, 2001).*

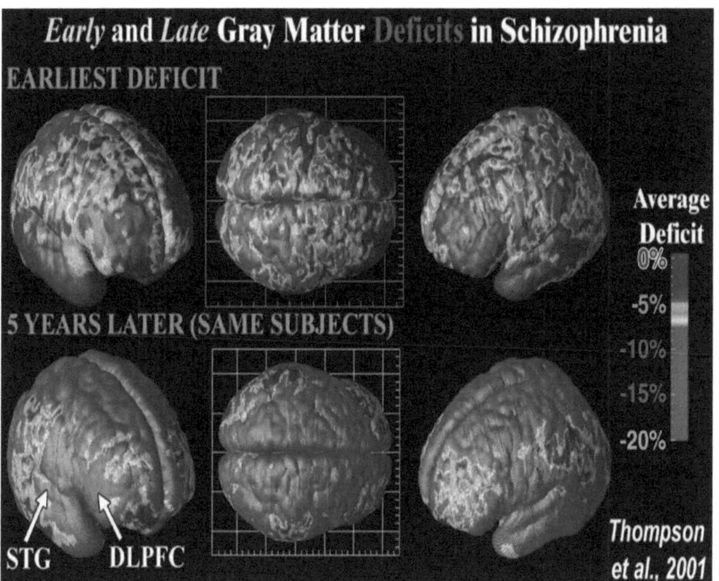

Los cambios estructurales parecen progresar en un subgrupo de pacientes en el curso de la enfermedad (DeLisi, 2008; DeLisi, 2004). Esta progresión no se puede confinar solamente al curso temprano de la enfermedad y suele progresar durante las fases más crónicas (Ellison-Wright, 2008).

Los pacientes con episodios recurrentes de la enfermedad muestran extensas alteraciones en las regiones cerebrales antes mencionadas, lo cual sugiere que estas anormalidades lejos de ser estáticas progresan en el tiempo (Meisenzahl 2008).

Algunas alteraciones, como las que afectan al aumento de los ganglios basales, se relacionan al tratamiento con antipsicóticos (Chakos, 1994; Keshava, 1994; Scherk y Falkai, 2006). Los antipsicóticos típicos aumentarían el volumen de los ganglios básales (Corson, 1999).

Las reducciones de volumen más extensas se han descrito en las fases tardías (Ellison-Wright, 2008). Observamos una gran variabilidad en los diferentes estudios, aunque coinciden de forma general en que los cambios estructurales no se relacionan con el cambio clínico de una forma estable (Weinberger y McClure, 2002). Woods observó que la pérdida significativa del volumen cerebral ocurre antes y después del desarrollo del volumen máximo del cerebro, lo que apoya la hipótesis de que las alteraciones estructurales del cerebro en la esquizofrenia pueden provenir de descarrilamientos de desarrollo tanto en las fases tempranas como en las tardías (Woods, 2005; Jarskog, 2007; Pantelis, 2005).

Las alteraciones estructurales pueden ser heredables (Baare, 2001; Bartley 1997). En diversos estudios (Boos 2006; Job, 2003) de familiares de pacientes esquizofrénicos se encuentran volúmenes cerebrales disminuidos en comparación con los controles, así como alteraciones regionales específicas. Investigaciones en gemelos discordantes para la esquizofrenia indican que los factores genéticos contribuyen a los déficits en la materia gris cortical (Cannon, 2002). Otros autores han detectado disminuciones en amígdala, hipocampo y tálamo en familiares con alto riesgo (Job, 2005).

Dentro de los subtipos de esquizofrenia se ha descrito que en el deficitario hay una mayor disminución de volumen talámico respecto a los pacientes esquizofrénicos no deficitarios (Bernardo, 2007).

En pacientes bipolares las alteraciones descritas son cualitativamente similares a las expuestas en la esquizofrenia, pero menos marcadas en términos cuantitativos (Ellison-Wright, 2010). Actualmente, se postula que los pacientes con trastorno bipolar no tienen una reducción del volumen cerebral tan evidente como la descrita en la esquizofrenia.

Diferentes metaanálisis destacan la existencia de hiperintensidades corticales y subcorticales de la sustancia blanca en pacientes bipolares, este es el hallazgo más replicado (Lyoo, 2002). Las hiperintensidades se observan en las regiones de la sustancia blanca cortical y subcortical, pero no en las áreas periventriculares (Kempton, 2008). Strawkoski et al. (1993) describen que un 22% de los sujetos que padecen un primer episodio del trastorno bipolar presentan estas hiperintensidades.

De forma general ha descrito que los pacientes bipolares, tanto adultos como adolescentes, presentan estas hiperintensidades un 2.5 más que los controles sanos (Kempton, 2008; McIntosh, 2008). Se ha llegado a postular como un hallazgo específico de carácter incierto en esta patogénesis (Bearden, 2001; McDonald, 2004), aunque no en todos los pacientes bipolares se detectan esta hiperintensidades (Agarwal, 2010).

Asimismo, hay un metaanálisis que describe el aumento de los ventrículos laterales en el trastorno bipolar (Kempton, 2008). Pero no se han encontrado diferencias en el volumen cerebral global de los pacientes bipolares respecto a controles (Soares, 2002).

Diversos estudios de neuroimagen que han examinado subregiones del lóbulo frontal en pacientes bipolares han señalado diferentes anormalidades (Soares, 2002). Sax y colaboradores (1999) han descrito disminuciones en el volumen del córtex prefrontal de los pacientes bipolares en fase maniaca. Y Drevets (1997) ha encontrado una disminución del volumen de materia gris del área prefrontal subgenual de los pacientes bipolares.

Una región de destacada importancia en el trastorno bipolar es el cíngulo anterior. Estudios histológicos describen una disminución de la glía en el córtex subungueal del cíngulo anterior sin cambios en el número de neuronas en los pacientes bipolares en comparación con sujetos sanos (Ongur, 1998). Estos hallazgos pueden sugerir una alteración glial más que neuronal en el trastorno bipolar. El volumen del cíngulo anterior se encuentra reducido en un 39% de los pacientes bipolares que sufren depresión (Agarwal, 2010). Un reciente metaanálisis resume que hay evidencia de cambios anatómicos en el trastorno bipolar consistentes con una disminución de materia gris en el cíngulo anterior y a nivel bilateral en la ínsula. Estas áreas están interconectadas con estructuras paralímbicas que son componentes clave en los sistemas funcionales del dolor, las áreas de recompensa y castigo, así como las regiones de procesamiento emocional (Ellison-Wright, 2010).

Otros estudios del área prefrontal subungueal en cerebros de pacientes postmortem describieron una disminución tanto del tamaño como de la densidad neuronal (Rajkowska, 2001). Estos datos están en concordancia con otras investigaciones que encuentran una reducción de la materia gris de los cerebros de pacientes bipolares sin medicar (Figueroa,

2000). En este último estudio los valores encontrados respecto a la materia gris de esta área, en pacientes bipolares tratados con litio, fueron similares a los controles sanos.

Soares comparó el volumen total de materia gris de los pacientes tratados con litio, con no tratados con litio y con controles sanos y no encontró diferencias significativas sugiriendo que el efecto neuroprotector del litio debe producirse en áreas específicas como el área dorsolateral prefrontal o el área del córtex prefrontal subungueal (Soares, 2002). Otro estudio más reciente también demuestra cómo el litio aumenta el volumen de materia gris en pacientes con trastorno bipolar (Bearden, 2007).

Los cambios de las estructuras del lóbulo temporal medial son controvertidos. Diferentes investigaciones independientes encontraron un incremento del volumen de las amígdalas de los pacientes bipolares respecto a los controles (Altshuler, 1998; Brambilla 2001; Strakowski, 1999).

Respecto al volumen hipocampal algunos estudios describen una disminución del volumen (Swayze, 1992). Se ha descrito una marcada disminución del volumen del hipocampo en pacientes con trastorno bipolar con debut en la infancia pero también se ha encontrado esta disminución en adultos con esta enfermedad.

No se ha llegado a determinar si este hallazgo se pudiera relacionar con el uso prolongado de la medicación en la población adulta (Campbell, 2004). Otros autores no encuentran diferencias respecto al hipocampo (Brambilla, 2001; Strakowski, 1999).

Encontramos pocas comparaciones directas de pacientes diagnosticados de esquizofrenia y trastorno bipolar. Como alteraciones comunes a ambos trastornos se han descrito la disminución del volumen cerebral total y del lóbulo frontal (Nasrallah, 1990).

Respecto a las diferencias, Atshuler (2000) observó que los volúmenes hipocámpicos eran menores en los pacientes esquizofrénicos y que el volumen de la amígdala era mayor en los bipolares.

En estudios de pacientes con primeros episodios psicóticos se observa la reducción de volumen en la sustancia gris prefrontal en esquizofrenia y no en psicosis afectivas (Hirayasu, 2001). De forma general se postula que el córtex prefrontal tiene una mayor afectación en la región dorsolateral en pacientes esquizofrénicos mientras que en los pacientes bipolares el área de córtex prefrontal afectada es la orbitofrontal (McIntosh, 2008).

Tabla 2. *Comparación de pacientes con trastorno bipolar y esquizofrenia obtenido de un Metaanálisis (Kempton 2008).*

COMPARACION DE PACIENTES CON TRASTORNO BIPOLAR Y ESQUIZOFRENIA							
						Heterogeneidad	
REGION	N° DE ESTUDIOS	N°PACIENTES CON T.B./ESQZ.	TAMAÑO DEL EFECTO (95% IC)	TAMAÑO DEL EFECTO VALOR P	EFECTO VS SQUZ.%	I²,%	VALOR P
VENTRICULOS LATERALES	10	207/432	-0,17(-0,36 a 0,2)	.08	92.5	13	.32
VENTRICULO LATERAL (DERECHO)	4	120/131	-0.33(-0,58 a -0.07)	.011	833.9	0	.59
VENTRICULO LATERA (IZDO)	4	120/31	-0.21(-0.46 a 0.04)	.10	89.5	0	.47
TERCER VENTRICULO	5	102/135	-0.27 (-0.53 a -0.01)	.041	88.4	0	.85
CEREBRO	5	121/236	-0.09(-0.45 a 0.28)	.64	98.3	54	.03
MATERIA GRIS (TOTAL)	3	50/78	0.38(-0.15 a 0.90)	.16	104.9	44	.17
MATERIA BLANCA (TOTAL)	3	50/78	0.38(-0.39 a 1.14)	.34	104.3	75	<.01
LOBULO TEMPORAL (IZQUIERDO)	5	121/150	0.20(-0.9 a 0.48)	17	102.5	19	0.29
LOBULO TEMPORAL (DERECHO)	5	121/150	0.15(0.10 a -0.39)	24	102.0	0	0.65
HIPOCAMPO (IZQUIERDO)	6	185/308	0.35(0.11 a 0.59)	.0045	106.1	31	.16
HIPOCAMPO (DERECHO)	6	185/308	0.29 (0.03 a 0.55)	.026	104.8	39	.10
CUALQUIER HIPERINTENSIDAD.	5	167/277		0.28	...	60	.04

En esta tabla destacamos que el tercer ventrículo y el lateral son menores en los pacientes bipolares comparándolos con los pacientes esquizofrénicos. Ambos hipocampos, tanto el izquierdo como el derecho se describieron de mayor tamaño en el trastorno bipolar.

A parte de las técnicas volumétricas descritas, en los años ochenta se desarrolló la espectroscopia de la resonancia magnética nuclear, para investigar la composición química y la estructura física de la materia. Esta herramienta nos permite conocer los metabolitos del cerebro humano vivo de una forma no invasiva y está ganando, de forma paulatina, la aceptación como método diagnóstico en diversas enfermedades neurológicas. Esta técnica supone un gran avance debido a que hasta ese momento la información obtenida acerca de los metabolitos cerebrales se obtenía de tejidos post mortem o de forma indirecta partir de estudios animales o de estudios neuroendocrinos con grandes limitaciones (Dager, 2008). Debido a que esta es la herramienta que vamos a utilizar para el desarrollo de este estudio le dedicaremos el siguiente apartado para exponerla de manera más detallada.

Otros instrumentos de neuroimagen que también nos proporcionan información funcional determinan la información a través del metabolismo , mediante la tomografía por emisión de positrones (PET), mediante la perfusión cerebral por la tomgrafia computarizada por emisión de fotón único (SPECT) o por la resonancia magnética funcional (RMNf) (Martí-Climent,

2010).Los tres métodos son técnicas de neuroimagen de gran valor y no excluyentes, pues nos ofrecen informaciones que se complementan (Montz, 2002).

La RMN-f analiza el flujo sanguíneo cerebral midiendo la diferencia entre la oxihemoglobina y deoxihemoglobina venosa (el nivel de oxígeno independiente en sangre o BOLD). Es una medida indirecta de la función cerebral, por lo que su adquisición y el post-procesado se pueden ver alterados por factores externos. Este efecto se descubrió en 1990 por Seiji Ogawa (Ogawa, 1990). El primer estudio de RMN-f, para el que se utilizó como contraste paramagnético el gadolinio de forma intravenosa, fue realizado por John W. Belliveau en 1991 (Belliveau, 1991). En 1992, se publicaron tres documentos desarrollados con esta técnica y posteriormente el Dr. Bandettini y el Dr. Ogawa continuaron con el avance de la misma. En 1993 Bandettini publicó los mapas de activación funcional cerebral (Bandettini, 1993). Desde principios de 1990 y hasta hoy en día la RM-f ha llegado a dominar el campo de la cartografía cerebral.

La tomografía por emisión de positrones (PET) es una técnica de medicina nuclear cuyo sistema detecta los rayos gamma emitidos indirectamente por un radionúclido emisor de positrones (marcador), que se introduce en el cuerpo de una molécula biológicamente activa (Gabor 2009).

La molécula biológicamente activa elegida con mayor frecuencia es un análogo de la glucosa, las concentraciones del trazador corresponderán con la actividad metabólica del tejido, en cuanto a la captación de glucosa regional.

A parte de la determinación del metabolismo de la glucosa o del oxígeno se pueden determinar diferentes receptores neuronales (receptores neuronales monoaminérgicos, benzodiacepínicos, opiodides, etc…).

El concepto de emisión y la tomografía de transmisión fue presentado por David E. Kuhl y Edwards Roy en la década de 1950 en la Universidad de Pennsylvania. El desarrollo posterior estuvo a cargo de Michel Ter-Pogossian, Michael E. Phelps y sus colaboradores en la Escuela de Medicina de la Universidad de Washington (Ter-Pogossian, 1975). El trabajo de Gordon Brownell, Charles Burnham y James Robertson también contribuyó de manera significativa al desarrollo de la tecnología PET .

Uno de los factores decisivos en el desarrollo del PET fue el desarrollo de radiofármacos, en particular, el desarrollo del marcador 2-fluorodeoxy-D-glucosa (2FDG) por el grupo de Brookhaven, bajo la dirección de Al Wolf y Joanna Fowler (Ido , 1978).

Las primeras aplicaciones clínicas del PET quedan registradas en 1970. El escáner PET/CT (combinación de dos técnicas, la de la tomografía computarizada para describir la anatomía y la de la tomografía por emisión de positrones para determinar la función) , que se atribuye al Dr. David Townsend y el Dr. Nutt fue nombrado por la revista Times como el invento médico del año en 2000 (PET Scan Info, 2011) .

La tomografía computarizada por emisión de fotón único (SPECT), es otra de las técnicas de imagen de medicina nuclear que se basa en la utilización de rayos gamma. Esta técnica requiere la inyección de un radioisótopo emisor de radiación gamma (llamado radionúcleotido) en el torrente sanguíneo del paciente. En la mayor parte de las ocasiones el radioisótopo marcador, se une a un radioligando, que se escogerá en función del interés de sus propiedades químicas en relación a ciertos tipos de tejidos corporales. Esta unión permite la combinación de ligando y de radioisótopos (radiofármaco) la cual (debido a la emisión gamma del isótopo) permite la determinación de su concentración (Arango 2003).

El SPECT fue desarrollado en la década de 1960 por David Edwards y Kuhl Roy. Previamente y desde la década de los años 40 se había estado investigando en la distribución de las fuentes radiactivas dentro del cerebro. Las primeras aplicaciones comerciales de SPECT consistían en imágenes bastante distorsionadas por lo que estas no disponían de mucha utilidad clínica y no es hasta los avances en los años 1980 y 1990 cuando el SPECT comenzó a mostrarse como una herramienta de diagnóstico en el entorno clínico (Frankle 2005).

Tabla 3. *Comparación de las características de técnicas de neuroimagen funcional PET y SPECT (Maestú2007).*

	SPECT	**PET**
ESTUDIO FUNCIONAL	SÍ	SÍ
RADIOISÓTOPOS	EMISOR DE FOTONES	EMISOR DE POSITRONES
VIDA MEDIA DE RADIOISÓTOPOS	HORAS-DIAS	SEGUNDOS-MINUTOS
TIPO DE ISÓTOPO	99Tc, 201Tl, 131I, 111In, ^{123}I, ^{133}Xe	18F, 11C, ^{13}N, ^{15}O, ^{68}Ga
EVALUACION TRIDIMENSIONAL	SI	SI
RESOLUCIÓN	7-6 MM	5-6 MM
DISPONIBILIDAD	BUENA	ESCASA
COSTE	ASEQUIBLE	ELEVADO
SENSIBILIDAD	ALTA	MUY ALTA

Los estudios de neuroimagen funcional en la esquizofrenia describen principalmente tanto hipoactivación como hiperactivación en el córtex prefrontal. Se cree que el nivel de activación depende del nivel de referencia de eficiencia en la memoria de trabajo o memoria operativa propia de cada paciente (Manoach, 2003).

La reducción de la activación de las subregiones de la corteza prefrontal y de la corteza parietal se ha descrito en los hermanos no afectados de pacientes con esquizofrenia y en gemelos discordantes o dicigóticos, dando lugar a la propuesta de que una corteza prefrontal aberrante podría ser un marcador biológico precoz de la esquizofrenia (Lawrie, 2008).

En los pacientes bipolares los hallazgos de neuroimagen funcional describen un aumento anormal de la hiperactividad de la amígdala que se relaciona con la inestabilidad del estado de ánimo y un descenso de actividad en la subregión del córtex prefrontal, se cree que puede ser responsable de los déficits cognitivos. Al igual que en el córtex prefrontal, en el cíngulo anterior también se encuentra una disminución de la activación (Malhi, 2005; Yurgelun-Todd, 2000).

Por último, describiremos las imágenes con tensor de difusión (ITD). Este método de resonancia magnética (RM) es relativamente nuevo y permite cuantificar el grado de anisotropía de los protones de agua en los tejidos, siendo la anisotropía la propiedad del tejido cerebral normal que depende de la direccionalidad de las moléculas del agua y de la integridad de las fibras de sustancia blanca. Con esta técnica se observa que los tractos de fibras nerviosas que son muy densos muestran un alto grado de anisotropía, mientras que la sustancia gris tendrá menor grado comparándola con la sustancia blanca (Pizzini, 2003).

A partir de las imágenes con tensor de difusión (ITD) se realiza la caracterización total de la difusión en un tejido y a partir de sus valores se determina el grado y la dirección de preferencia de la difusión de las moléculas que lo componen (Khalil, 2008). Posteriormente, un software de procesamiento, reconstruye con una visión tridimensional los tractos nerviosos, recibiendo esta reconstrucción el nombre de tractografía.

Existen al menos cuatro índices provenientes del ITD, el principal es la fracción de anisotropía (FA), que tiene un rango de 0 a 1. Cuanto más cercano a 1 sea el valor numérico de este índice, indica que el tracto en estudio presenta de preferencia movimiento o difusión en una dirección, secundario a indemnidad de la capa de mielina que lo envuelve (valor de FA alto). Mientras más cercano a 0 sea el valor de la FA (valor de FA bajo), reflejará una pérdida de la dirección preferente, probablemente por una pérdida focal o difusa de la capa de mielina (Pizzini, 2003).

El inicio de esta técnica data del año 1990 cuando Michael Moseley demostró que la difusión del agua en la sustancia blanca presentaba anisotropía y que el efecto de difusión en la relajación de protones variaba dependiendo de la orientación de las vías en relación con la orientación del gradiente de difusión aplicadas por el escáner de imágenes (Moseley, 1990). El primer tractograma se presentó en la reunión de 1992 de la Sociedad de Resonancia Magnética de Medicina.

Otros avances en el desarrollo de la tractografía se puede atribuir a Mori, Pierpaoli, Lazar, Conturo y Basser. Este último autor con sus colaboradores publicaron una serie de trabajos muy influyentes en la década de 1990 con esta técnica (Basser, 1996).

La principal aplicación de esta técnica se describe en el estudio de la materia blanca, se utiliza clínicamente para localizar las lesiones de sustancia blanca que no aparecen en otras formas clínicas de la RM. Un ejemplo clínico de su utilización serían la localización de tumores en relación con los tractos de sustancia blanca. También se ha desarrollado su uso en la planificación quirúrgica para algunos tipos de tumores cerebrales.

Respecto a los hallazgos de esta técnica en pacientes diagnosticados de esquizofrenia, se han puesto de manifiesto profundas alteraciones de la materia blanca en la región temporolímbicas, incluyendo el cíngulo, y en las regiones calloso frontotemporal (fascículo uncinado), parietotemporal (fascículo arqueado) y el cuerpo calloso (Kanaan, 2005).

Se ha descrito una mayor FA de haces de sustancia blanca en el cuerpo calloso, el hipocampo, y parahipocampo, presentando correlación con un mayor funcionamiento cognitivo (Lim, 1999).

Un bajo índice de anisotropía en la corteza prefrontal se ha asociado con un alto grado de impulsividad y agresividad en pacientes varones con esquizofrenia así como con el aumento de síntomas negativos, principalmente embotamiento afectivo y anhedonia (Hoptman, 2002; Wolkin, 2003).

En el trastorno bipolar, ya en 1937, Papez propuso que la regulación de la emoción se hace posible a través de ricas conexiones recíprocas distribuidas entre: la corteza prefrontal, la amígdala, la parte anterior de las regiones temporales, la corteza cingulada anterior subgenual, el estriado y el tálamo. El déficit de memoria operativa y la disfunción ejecutiva se han relacionado con las alteraciones en las subregiones de la corteza prefrontal, la corteza cingulada anterior y el hipocampo.

Mediante las ITD se han llegado describir medidas que proporcionan evidencia de la interrupción la materia blanca en diversas regiones de la corteza prefrontal y la cápsula interna, lo que sugiere una alteración en la conectividad anatómica en los circuitos frontal y subcorticales (Adler, 2004; Beyer 2005; Haznedar 2005).

1.2.2. Espectroscopia de resonancia magnética (ERM).

Es una técnica de imagen fisiológica y no invasiva del cerebro que determina valores, relativos o absolutos, de los diferentes metabolitos titulares (Frangou, 1996). La espectroscopia de RMN fue desarrollada a finales de los años cuarenta para estudiar los núcleos atómicos. Su aplicación en humanos comenzó con el desarrollo de los imanes de alto campo de más de una Tesla. En los años 80 su utilización se centró primeramente en el estudio de los miembros y posteriormente en el cerebro (Kegeles, 1998).

En la actualidad la espectroscopia de resonancia magnética, principalmente la de hidrógeno, se ha convertido en una herramienta de imagen con grandes aplicaciones clínicas (Bracken 2011). Esta técnica es considerada como el método no invasivo que permite estudiar más adecuadamente el metabolismo de los seres vivos (Andrew, 1990). La neuroespectroscopía se suele definir como sinónimo de la espectroscopia de resonancia magnética protónica. Esta analiza los protones existentes en el cerebro humano y de éstos los del hidrógeno (H1) tan abundantes en el cuerpo y con un alto rango giromagnético característico (Dager, 2008).

Análisis de un espectro

El análisis de un espectro nos proporciona información sobre los compuestos presentes, sus niveles y su entorno. La posición de la resonancia nos permite identificar el compuesto que origina la señal. El área bajo cada resonancia es proporcional al número de núcleos que contribuyen a la señal, con lo cual se pueden calcular las concentraciones de los metabolitos presentes. Cuanto más pequeño sea el valor más ancha es la resonancia.

En un espectro normal de hidrógeno, el pico más alto corresponde a N-acetil aspartato (NAA), este es un pico único asignado en un cambio químico de 2.0 ppm.

El segundo pico es la colina (Cho) es asignado a 3.2 ppm, es único y localizado a la izquierda del NAA. Si se utiliza con un tiempo de eco (TE) de 20mseg, el nivel de colina puede ser menor que el de la creatinina (Cr) pero siempre menor que el del NAA.

El pico de Cr es asignado a 3.03 ppm, se localiza entre los picos de Cho y NAA. Este pico refleja la cantidad total de creatina, permanece estable en la mayoría de las condiciones y es por este motivo usado como un nivel estándar para comparar el nivel de otros metabolitos (Bracken 2011).

El lactato es asignado a 1.32 ppm está localizado a la derecha del NAA y consiste en dos picos diferentes, denominado "duplete". Se pueden utilizar diferentes tiempos de eco para localizar este metabolito, si se utiliza tiempo de eco de 270 mseg, el lactato se localiza por encima de la línea de base, pero si se utiliza un tiempo de eco menor de 135mseg este se invierte y se visualiza por debajo de la línea basal.

Los lípidos se encuentran en las frecuencias de 0.8, 1.2, 1.5 y 6.0 ppm, de esta manera pueden ocultar otros metabolitos. Generalmente los lípidos son resonancias no deseadas que se presentan por contaminación grasa de la muestra, sin embargo esta contaminación depende de la técnica empleada y si se usa un tiempo de eco largo la contaminación es mínima.

En la Figura 2 y en la Tabla 3 se muestran respectivamente el espectro de un protón cerebral de un individuo sano y los valores de los metabolitos en pmm de un ^{1}H-ERM normal.

Figura 2. *Espectro de protón cerebral de un individuo sano.*

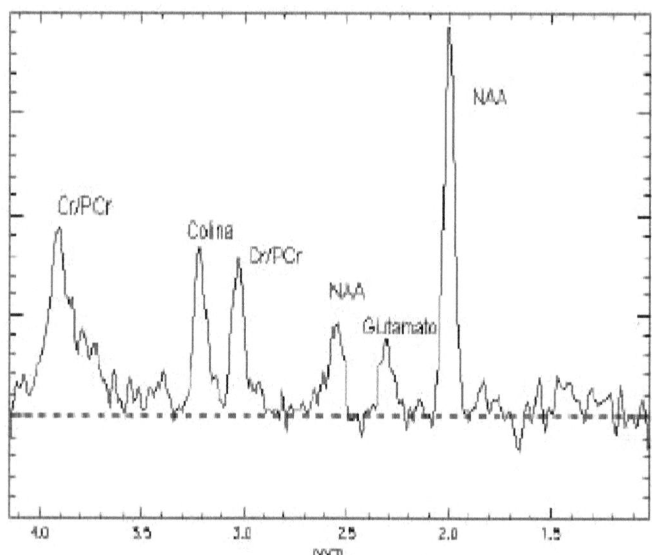

En la figura del espectro de un individuo normal podemos observar los diferentes picos que corresponden a cada uno de los metabolitos como viene indicado en la gráfica.

Tabla 4: *Valores de los metabolitos en pmm de un ^{1}H-ERM normal.*

COMPUESTO	PICO, pmm	Concentración mmol/kg
NAA	2.0	8-9
Cr	3.03 y 3.94	7.49
CHO	3.2	1.32
Lac	1.32	0 ó muy bajo.
Mi	3.56 y 4.06	6.56
Glx	2.1-2.5	6-10
Alanina	1.3-1.5	
Lipidos	0.8-0.9y 1.2-1.3	< 0.5

En la tabla anterior podemos observar los valores de los diferentes metabolitos que corresponden con el espectro anterior de un sujeto normal. Observamos los valores del pico del cada uno de los metabolitos (pmm) así como la concentración de metabolito correspondiente a su pico (mmol/Kg).

A continuación describiremos cada metabolito del espectro de un cerebro humano, su composición, valor medio , función y características principales.

N-ACETILASPARTATO (NAA)

El NAA 2.0 ppm. es un aminoácido. Este pico también contiene contribuciones de grupos N-acetilo menos importantes, como N-acetilaspartilglutamato (NAAG), glucoproteinas y residuos aminoácidos de los péptidos (Dager, 2008). Es el pico más prominente del cerebro adulto normal y es aceptado como un marcador neuronal inespecífico también detectado en oligodendrocitos inmaduros y en las células progenitoras astrocitarias. Este pico solo lo encontramos en el sistema nervioso (Tallan, 1956).

El NAA es el segundo aminoácido libre más abundante después del glutamato en el cerebro normal. El descubrimiento del NAA data de 1956 (Tallan, 1956). A pesar de su precoz descubrimiento la función del NAA no se ha aclarado de forma completa. A partir de estudios animales se cree que el NAA está implicado en las interacciones del coenzima A (CoA) y en la lipogénesis cerebral (Arango 2003). En estos estudios se sugiere que el NAA se sintetiza en la mitocondria a partir del aspartato y acetil CoA y se transporta al citosol, donde se transforma en aspartato y acetato mediante la aspartatoacilasa (Cecil 2000). El complejo transporte de NAA entre neuronas y oligodendrocitos sugiere que este metabolito debe tener un papel importante en el mantenimiento de la sinapsis, en la mielinización, en la regulación de la osmolaridad celular y en el metabolismo neuronal (Coyle, 2000; Baslow, 2000; Neale, 2000).

Las concentraciones absolutas del NAA en el cerebro de un adulto suelen ser de 8 a 9 mmol/Kg., aunque se han descrito variaciones regionales y por la edad en condiciones de normalidad. Durante el primer año de vida en el desarrollo normal del cerebro y paralelamente a la mielinización del mismo, los niveles de NAA aumentan en gran medida, lo continúan haciendo de una forma más moderada durante el segundo y tercer año para ir estabilizándose en la edad adulta temprana. Este patrón de cambio del NAA parece ser el reflejo de la maduración neuronal debido al aumento de sinapsis y proyecciones dendríticas y axonales (Huppi, 1991).

La presencia del NAA y su concentración disminuye con las lesiones del cerebro. La ruptura del N-acetilo-aspartilo-glutamato y la subsiguiente degradación del NAA liberan aspartato. Estos componentes son aminoácidos excitatorios que se incrementan en la isquemia. La enfermedad de Canavan es la única enfermedad en la cual el NAA se incrementa en forma aislada (Castillo, 1996).

CREATINA (Cr).

El pico de creatina está en 3.03 ppm. Contiene contribuciones de creatinfosfato, creatina y en menor grado de ácido aminobutírico, lisina y glutatión. Un segundo pico adicional de Cr puede ser visto en 3.94 ppm. Entonces el pico de Cr es referido muchas veces como Cr total (Castillo, 1996).

Probablemente, la Cr juega un papel en la manutención de los sistemas dependientes de energía en las células cerebrales y sirve como reserva de fosfatos de alta energía tanto para las células cerebrales como para las musculares. Se cree que también actúa como facilitador en el almacenamiento de adenosin trifosfato y adenosin difosfato (ATP-ADP), así que representa un indicador indirecto de los almacenes de energía intracelular cerebral (Gin, 2002).

Al igual que los niveles de NAA los de Cr también cambian a lo largo del desarrollo cerebral, su concentración aumenta desde el nacimiento hasta los dos años de edad (Huppi, 1991).

Los niveles de Cr están incrementados en estados de hipometabolismo y decrecen en estados hipermetabólicos. En el espectro normal, se localiza a la derecha de la Cho y es la tercera parte del pico de esta última (Cecil 2001).

El pico de Cr suele utilizarse como referencia estándar interna para caracterizar las intensidades de señal de otros metabolitos porque tiende a ser constante y su curva suele permanecer estable inclusive en enfermedad, por eso se toma como valor de control. Esto no ocurre si las áreas valoradas están necrosadas.

Las concentraciones cerebrales de este metabolito son altas, de forma más acusada en la sustancia gris que en la blanca. Donde se observa una mayor concentración es en el cerebelo. Además de en la necrosis tisular la Cr suele encontrarse reducida en los tumores cerebrales y de forma más acusada en los malignos.

COLINA (Cho).

El pico de Cho se observa a 3.2 ppm. Esta curva contiene contribuciones de cuatro compuestos en relación con la membrana y la mielinización: fosforiletanolamina (PE), fosforilcolina (PC), glicerofosforietanolamina (GPE) glicerofosfocolina (GPC), y colina libre. Refleja el contenido total de colina del cerebro. La colina es un contribuyente del metabolismo de los fosfolípidos de la membrana celular y refleja el recambio de membrana, y este es un precursor de la acetilcolina y fosfatidilcolina, por tanto este pico representa la síntesis y degradación de la membrana celular (Castillo, 1996).

La colina se relaciona con la formación de membranas y se cree que es un neurotransmisor importante en los procesos de la memoria y la conducta. Se producirá un aumento local de la colina en los procesos que produzcan una hipercelularidad, como por ejemplo en las neoplasias primarias o también si se produce una degradación de la mielina, como ocurre en las enfermedades desmielinizantes (Cecil 2000).

Por el contrario, si nos hayamos ante una enfermedad hipomielinizante disminuirá la concentración. (Arango, 2003). Se ha descrito que en procesos de enfermedad o daño cerebral traumático o necrosis tisular, mientras que los niveles de NAA y Cr disminuían los de Cho se elevan en concentraciones proporcionales a la severidad del daño neuronal debido a la ruptura de la membrana (Friedman, 1999).

En el desarrollo cerebral se ha descrito que la concentración de Cho decrece durante el primer año de vida debido a la disminución de fosforiletanolamina (PE) y fosforilcolina (PC). Al mismo tiempo, pero en menor medida, se describe un aumento de glicerofosforietanolamina (GPE) y glicerofosfocolina (GPC) (Knaap, 1990).

LACTATO (Lac).

La resonancia del lactato la observamos como dos curvas distintas, que resuenan como un doblete.

El fenómeno del doblete es causado por las interacciones del campo entre dos protones adyacentes, conocido como acoplamiento J. Cuando uno de los protones está alineado con el campo externo (Ha), los otros protones (Hb) se ven afectados por un campo magnético externo ligeramente más intenso, es decir, se ven "desapantallados" y absorben a un campo menor. Por otro lado, cuando el campo del primer protón (Ha) está alineado en contra al campo magnético externo, el resto de los protones (Hb) se encuentran apantallados o protegidos, ya que sienten la presencia de un campo magnético menor al externo y, por tanto, absorben a campo más alto. La consecuencia es que los protones (Hb) presentan dos absorciones que dan lugar a dos señales, de idéntica área, que son las que forman el doblete del espectro (Dager, 2008)

Figura 3.*Estructura química de la Molécula del Acido Láctico*

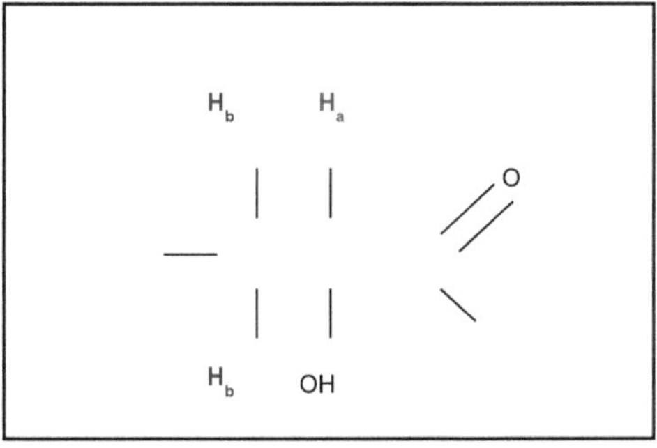

Figura 4. *Picos de resonancia del Acido Láctico.*

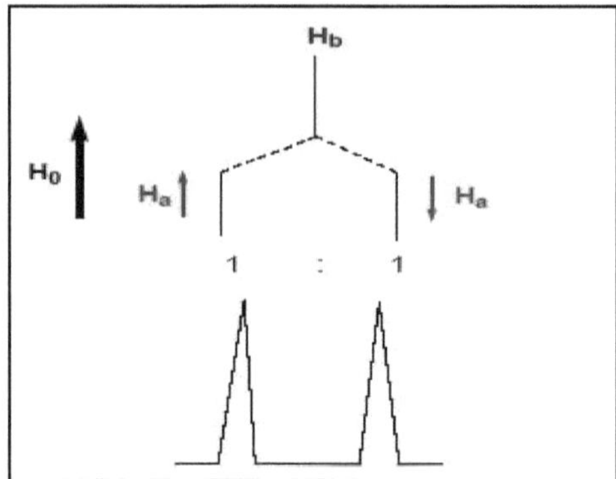

Este doblete (picos de resonancia distintos separados entre sí por 0.2 ppm) de lactato ocurre a 1.32 ppm. Un segundo pico de lactato ocurre a 4.1 ppm. Debido a que este último pico de lactato está muy próximo al agua este generalmente es suprimido. Normalmente, los niveles de lactato en el suero son bajos.

Se sostiene que el lactato juega un papel importante en la función metabólica del cerebro (Tsacopoulos, 1996). La presencia de lactato generalmente indica que la respiración oxidativa celular normal no se está efectuando y que se está produciendo el catabolismo de los carbohidratos.

El lactato se suele detectar elevado en enfermedades metabólicas neonatales o en hipoxia cerebral así como en los procesos de disminución del flujo sanguíneo cerebral y en los casos de hipermetabolismo, como por ejemplo en la hipoxia o en casos de ingestión de cafeína (Dager, 1999). Se cree que el lactato juega un rol como neuromodulador al poder alterar la neuroexcitabilidad de las neuronas.

MIOINOSITOL (MI).

Se observan dos picos a 3.56 ppm. y a 4.06 ppm. El MI es el principal componente aunque también contribuyen el minofosfato y la glicina.

Actúa como un osmolito, ya que se le atribuye un papel en la regulación osmótica del cerebro. Está relacionado a la neurorecepción sensible a las hormonas (a través de un segundo mensajero MI-1, 4,5-trifosfato).

El MI puede representar un compuesto de almacenamiento de los fosfoinositósidos de membrana implicados en la transmisión sináptica. También es un posible precursor del ácido glucorónico, que interviene en la detoxificación de los xenobióticos por conjugación (Cecil, 2000).

Se cree que el MI es un marcador de la glía porque está presente sobre todo en las células gliales y ausente en las neuronas. Una combinación de mioinositol elevado con aumento de Cho y NAA se observa en gliomas de bajo grado. Pueden verse picos aumentados además en relación a fenómenos de gliosis (Smith, 2003).

GLUTAMATO (GLU), GLUTAMINA (GLN) y ÁCIDO GAMA AMINOBUTÍRICO (GABA).

El pico GLX es un conjunto de resonancias que se produce a 2.1-2.5 ppm formado por tres componentes: glutamato, glutamina y GABA.

El glutamato es un neurotransmisor excitatorio del metabolismo mitocondrial de la neurona. Es el aminoácido más abundante en el cerebro humano (Castillo, 1998).

La glutamina está presente en las funciones de la detoxificación celular y en la regulación de las actividades neurotransmisoras.

El GABA (ácido gamma aminobutírico) se origina a partir del Glutamato, es un neurotransmisor inhibitorio.

Este complejo de picos muchas veces es indistinguible, se observan en la epilepsia y en la esquizofrenia (Gin, 2002).

ALANINA

Es un aminoácido no esencial de función desconocida. Su pico está entre 1.3 a 1.4 ppm., puede quedar eclipsado por el pico de lactato si este está presente por aparecer en la misma zona. Su pico puede aumentar en los meningiomas (Pascual, 1998).

LÍPIDOS

Los lípidos en el cerebro tienen tiempos de relajación muy cortos, no se observan con TE cortos. Su pico se obtiene por la suma de grupos metilo, metileno y protones de vinilo de ácidos grasos insaturados. Produce varias resonancias a 0.8-0.9 y a 1.2 -1.3 ppm Es característico de los tumores de alto grado, meningioma y puede reflejar necrosis tumoral o también áreas de desmielinización. En ocasiones puede ser un artefacto, producido por la inclusión de grasa subcutánea contaminando el vóxel (Castillo , 1996).

1.3. La región del cíngulo.

En este tercer módulo de la introducción pasamos a describir la región del cíngulo debido a que es el área implicada en el estudio que nos ocupa. La corteza del cíngulo anterior es una región funcionalmente heterogénea que se encuentra implicada en diversos procesos emocionales y cognitivos (Reid, 2010).

Los estudios de neuroimagen y los hallazgos neuropatológicos de las últimas dos décadas sugieren que las anormalidades en esta región pueden suponer una de las bases de muchas de las manifestaciones clínicas de la esquizofrenia (Fornito, 2009).

1.3.1. Anatomía.

Hay pocos estudios de espectroscopia que comparen directamente pacientes bipolares y esquizofrénicos (usando una misma metodología) de esta región especifica, siendo el cíngulo interesante en ambas patologías .

Figura 5: *Cara medial del hemisferio derecho cerebral (Gray, 2004).*

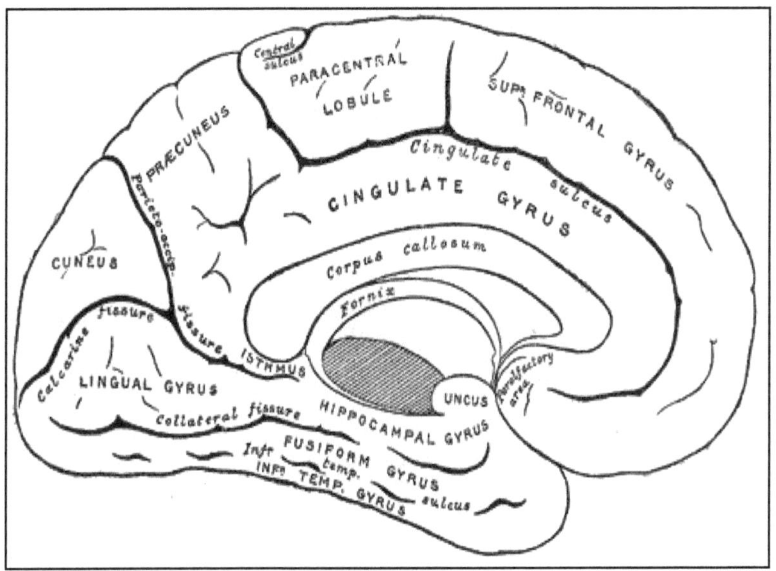

Las teorías límbicas describen anatómicamente al cíngulo como un todo, pero si nos fiajmos en la citoarquitectura y las diferentes áreas de Brodman se establece una primera subdivisión del cíngulo en dos regiones, el cíngulo posterior y el cíngulo anterior. Se ha propuesto un modelo compuesto de cuatro regiones diferenciadas (Vogt, 1992), aunque la subdivisión más utilizada es la anteriormente descrita.

El Cíngulo posterior corresponde al área 23 de Brodman o LP de Von Economo y Bailey, y es granular. Posteriormente se continúa con el área 29 de Brodman que corresponde con el córtex retroesplenial. Dorsalmente le sigue el área 31. Esta parte del córtex cingular recibe gran parte de sus aferencias del núcleo superficial del tálamo y este a su vez las recibe del subículum. Le llegan aferencias directamente desde el hipocampo.

El Cíngulo anterior tiene una citoarquitectura agranular. Está caracterizado por sus funciones "ejecutivas", mientras que al cíngulo posterior se le atribuyen funciones "evaluativas" (Vogt, 1992).

El cíngulo anterior se subdivide en: la subdivisión dorsal que incluye las áreas: 24b´, 24c´ y 32´ (procesa la información cognitiva) y en la subdivisión rostral – ventral que abarca las regiones: ventrales 24a, 24c, y 32 y ventrales 25 y 33 (procesa la información afectiva). (Ver Figura 7)

Figura 6: *Reconstrucción de una imagen RMN de la cara medial del hemisferio cerebral derecho.*

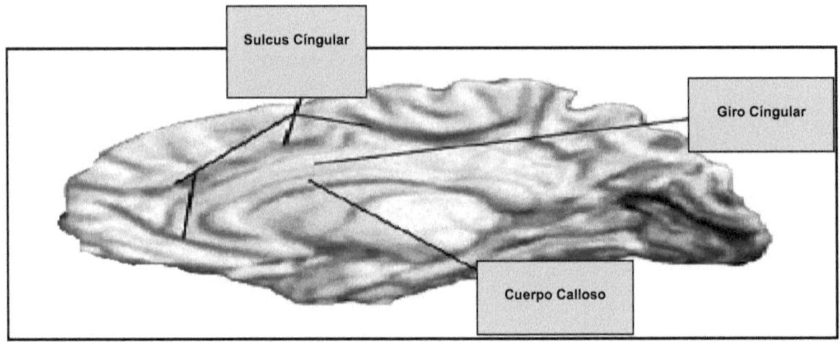

Figura 7: *Reconstrucción de una imagen RMN de la cara medial del hemisferio cerebral derecho, quedan señaladas en azul las áreas afectivas (25, 33, 24a, 24b, 24c y 32) y las áreas cognitivas en rojo (24a´, 24b´,24c´ y 32´).*

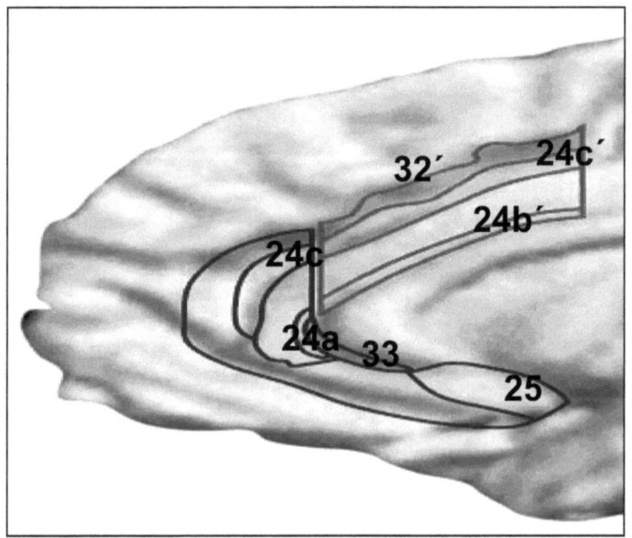

Estas dos subdivisiones se han diferenciado a partir de su citoarquitectura, de los estudios a partir de lesiones electrofisiológicas y por los patrones de conexiones determinados por estudios de neuroimagen (Devinsky, 1995).

1.2.3 Funciones del cíngulo.

Respecto a los datos de la función del cíngulo, encontramos estudios que han objetivado estos datos mediante el test de Stroop cognitivo y afectivo, mientras se realizaba la RMN .En un mismo grupo de adultos y durante una misma sesión, la tarea de Stroop afectiva activó a las subdivisiones afectivas del cíngulo (Whalen 1998), mientras que la tarea de Stroop cognitiva activó las subdivisiones cognitivas (Bush, 1998).

Figura 8. *Tareas de Stroop afectiva y cognitiva y sus diferentes áreas de activación en el cíngulo como refleja la RMN. (Whalen 1998).*

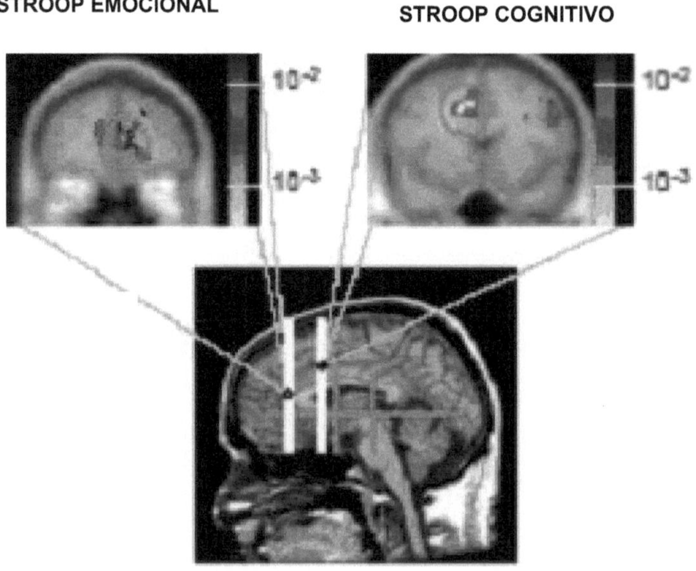

Las lesiones del Cíngulo anterior producen diferentes síntomas: apatía, inatención, alteración en la regulación de las funciones autonómicas, mutismo aquinético, e inestabilidad emocional (Tow y Whitty,1953). También se han observado las lesiones del cíngulo que se realizan como tratamiento de trastornos afectivos; en estas se describen: cambios de personalidad, pudiendo producir inestabilidad emocional (Kennard, 1954).

Cohen et al (1999) comprobaron que tras la cingulotomía aparecían síntomas de inatención y acatisia motora.

Las técnicas de neuroimagen nos han aportado mucha información sobre las funciones del cíngulo anterior, tanto de los procesos cognitivos como de los afectivos. La subdivisión cognitiva se relaciona con la función de la atención, esta mantiene interconexiones con la corteza lateral prefrontal (BA 46/9), con la corteza parietal (BA 7), con la corteza premotora, la suplementaria y el área 6 motora. Se le atribuye a este área la función de la modulación de la atención así como funciones ejecutivas, influenciando la respuesta de: selección sensorial; la monitorización de la competitividad; el control motor complejo; la motivación; la búsqueda de novedad; la memoria de trabajo o memoria operativa; en la detección de errores; y en la anticipación cognitiva de las tareas solicitadas o demandadas. (Bush 1999; Carter 1999; Tow 1953).

La subdivisión afectiva está relacionada y conecta con la amígdala, el área gris periacueductal, el núcleo accumbens, el hipotálamo, la ínsula anterior, la corteza orbitofrontal y tiene eferencias autonómicas visceromotoras a diferentes sistemas endocrinos. Primeramente se relacionó al cíngulo con la información emotiva y motivacional y con la regulación de las respuestas emocionales. (Devinsky, 1995; Drevets, 1998; Vogt, 1992; Whalen, 1998).

Los estudios de comportamiento sugieren que además la "emoción" y la "cognición" deben interactuar juntas. Las interferencias en la tarea de Stroop pueden ser moduladas por el ánimo positivo (Kuhl y Kazen, 1999), así como el ánimo positivo a su vez influye en la toma posterior de decisiones. (Ashby, 1999).

1.3.3. Región del cíngulo en la esquizofrenia y en el trastorno bipolar.

Se han descrito anormalidades en el cíngulo anterior tanto en el trastorno bipolar como en la esquizofrenia (Beasley, 2006) y se postula que esta es una de las regiones que puede participar en los circuitos implicados en la patogenia de ambos procesos (Drevets, 1997; Shenton, 2001; Todtenkopf, 2005).

En el trastorno bipolar y en la esquizofrenia observamos alteraciones ultra estructurales y cambios en proteínas que pudieran afectar a las sinapsis y causar las anormalidades contribuyendo a la disfunción del cíngulo (Eastwood, 2001). Otras investigaciones han encontrado pérdida de materia gris en estos trastornos aunque en distintas localizaciones (Farrow, 2005). También se ha determinado una disminución de glía de pacientes con esquizofrenia y trastorno bipolar (Webster, 2005).

Algunas investigaciones en pacientes esquizofrénicos describen ausencia de cambios en NAA y aumento de CHO en esta región (Yamasue, 2002). Otros autores relacionan una disminución del NAA con procesos de evolución crónica (Deicken, 1997) o en relación a la duración de la psicosis sin tratar (Dup) (Theberge, 2004). Ende (2000) sugiere que estos niveles de NAA en el cíngulo pueden tener que ver con el tipo de antipsicótico que tome el paciente. Braus (2000) coincide con que los pacientes que toman antispicóticos atípicos tienen niveles de NAA más elevados que los que toman típicos.

En un estudio de esquizofrenia infantil han encontrado disminución de los niveles de NAA en los niños con esquizofrenia, pero no en las niñas (O'Neill, 2004). Otra reciente investigación estudia a los sujetos con riesgo de desarrollar esquizofrenia y observan que aquellos que desarrollan la enfermedad durante el tiempo de observación tienen el ratio Cho/Cr elevado mientras que el ratio NAA/Cho se encuentra disminuido en comparación con los sujetos que no desarrollaron la enfermedad (Jessen, 2006).

En el trastorno bipolar se han objetivado reducciones de volumen del cíngulo tanto en pacientes al inicio de la enfermedad (Botteron ,2002) como en sujetos adultos jóvenes con alto riego familiar de padecer el trastorno (Boes, 2007).

Determinaciones de NAA en el cíngulo de pacientes bipolares no encuentran diferencias significativas comparándolos con controles sanos y los autores teorizan que estas diferencias pueden deberse a efectos farmacológicos (Amaral, 2006). Otros estudios en contraposición describen alteraciones en las determinaciones de NAA en el cíngulo de los pacientes bipolares (Yildiz-Yesiloglu, 2006).

1.4. Esquizofrenia y Trastorno Bipolar, similitudes y diferencias en hallazgos recientes.

Históricamente el trastorno bipolar y la esquizofrenia han sido considerados como dos trastornos dicotómicos (Ellison-Wright, 2010), pero desde que Kraepelin estableció esta división y a lo largo de la historia se han ido estableciendo pruebas de que ambos trastornos pueden estar más vinculados de lo que se creía previamente (Tkachev, 2003).

La esquizofrenia afecta igual a hombres y a mujeres, aunque en éstas tiende a comenzar más tardíamente y a tener una evolución y un pronóstico más favorables. El informe GBD 2000 (Global Burden of Disease 2000;, informe realizado por un grupo de expertos de los E.E.U.U. en Whashington D.C sobre la carga mundial de las enfermedades) estima que la esquizofrenia afecta al 1% de la población a lo largo de la vida, aunque la prevalencia puntual media que se ha estimado es un 0.4% (OMS, 2001). Respecto al Trastorno Bipolar se estima que afecta por igual a ambos sexos y su prevalencia vitalvaría, según estudios, desde el 2 al 6 % de la población y su prevalencia puntual se calcula del 0.4% (OMS, 2001).

En el estudio sobre la carga mundial de morbilidad, la esquizofrenia era responsable del 2.6% del total de los años de vida ajustados en función de la discapacidad (AVAD) y del 2.8% de los años perdidos por discapacidad (APD). El Trastorno afectivo Bipolar, en un menor grado, es responsable del 2.5% del AVAD y del 2.5% del APD (OMS, 2001). Por tanto ambos trastornos generan importantes costes para el paciente y la sociedad. Diversos estudios afirman que la esquizofrenia es considerada el trastorno psiquiátrico con mayores costes económicos. (Andreasen, 1991; Capri, 1994; Lindström, 1996).

Además de los costes económicos que causan estos trastornos, es importante señalar las alteraciones individuales que causan a los pacientes. Una de las secuelas más estudiadas son las alteraciones neuropsicológicas; se ha demostrado que los pacientes con esquizofrenia sufren deterioro en funciones ejecutivas y en la memoria, especialmente en la memoria verbal (Murray, 2004). También se han descrito déficits cognitivos en pacientes bipolares, pero los estudios coinciden en que son menos severos que en la esquizofrenia (Qureshi, 2002).

A pesar de las diferencias descritas a nivel neuropsicológico, las últimas investigaciones que comparan la calidad de vida en pacientes bipolares y con esquizofrenia no encuentran diferencias significativas entre ambos grupos (Brisssos, 2008, Yen, 2008).

Dada la importancia de ambos trastornos las investigaciones genéticas están buscando esclarecer su modo de transmisión y la posible susceptibilidad genética.

En ambos trastornos se ha descrito la evidencia de co-agregación familiar (Lichtenstein et al. 2009; Van Snellenberg y de Candia, 2009), así como la de compartir genes (Moskvina et al., 2009).

Una de las últimas revisiones describen como regiones implicadas en la esquizofrenia: 6p24–22, 1q21–22 ,13q32–34; y otras como posibles relacionadas: 8p21– 22, 6q16–25, 22q11–12, 5q21–q33, 10p15–p11 y 1q42. Mientras que para el trastorno bipolar describe como regiones de interés: 6q16–q22, 12q23–q24, 9p22–p21, 10q21–q22, 14q24–q32, 13q32–q34, 22q11–q22 y el cromosoma 18 (Craddock, 2005).

Figura 9. *Ideogramas de los cromosomas mostrando las ubicaciones de acoplamientos significativos del genoma en la esquizofrenia y trastorno bipolar. Los asteriscos marcan las ubicaciones de las anormalidades cromosómicas asociadas a la esquizofrenia* (Craddock, 2005).

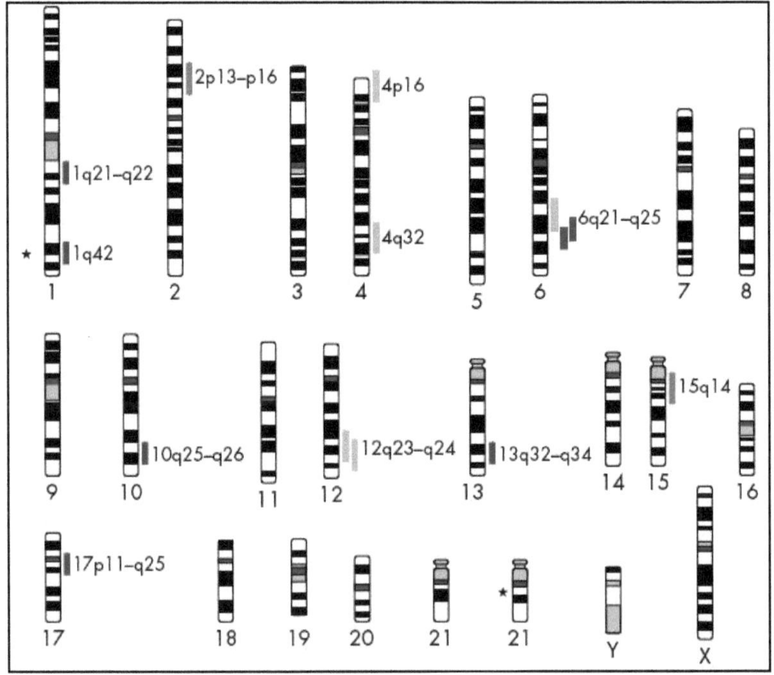

Los loci que han sido relacionados con la esquizofrenia son: NRG1, DTNBP1, DISC1, DAOA (G72), DAO, RGS4 (Owen, 2005); mientras que para el trastorno bipolar la mayor evidencia se encuentra en DAOA (G72) y BDNF (Craddock, 2006).

Pero a pesar de la dicotomía señalada entre la esquizofrenia y el trastorno bipolar existe evidencia del solapamiento que asocian DAOA (G72), DISC1 y NRG1 a ambos trastornos (Craddock, 2005). Hay estudios en gemelos que han constatado este solapamiento (Cardnom 2002). Así, los hermanos de los gemelos monocigóticos que padecen esquizofrenia tienen un riesgo de padecer esta enfermedad de 40.8% y de presentar manía en un 8.2%, mientras que los hermanos de gemelos monocigóticos que presentan manía incrementan el riesgo de presentar manía en un 36.4% y esquizofrenia en un 13.6 % (Murray, 2004).

Recientemente se ha publicado un estudio realizado con una muestra de más de dos millones de familias suecas, en el que encuentran evidencia de una asociación genética entre la esquizofrenia y el trastorno bipolar, afirmado que probablemente algunos genes están asociados con el riesgo de presentar ambos trastornos mientras que otros genes solo se relacionan con el riesgo de padecer uno de los trastornos (Lichtenstein, 2009).

Otros estudios genéticos encuentran una regulación a la baja de los genes relacionados con las proteínas asociadas a la mielina (genes marcadores de los oligodendrocitos maduros) tanto en la esquizofrenia como en el trastorno bipolar (Tkachev, 2003).

Las investigaciones sugieren que en función del alto nivel de correlación entre los cambios de la expresión génica, ambos trastornos pueden compartir la pato-fisiología presentando disfunción en los oligodendrocitos.

Los modelos teóricos de la anatomía funcional del trastorno bipolar y la esquizofrenia han implicado la superposición de sistemas neuronales (Ellison-Wright, 2010). Respecto a los circuitos implicados en ambas patologías, múltiples estudios han demostrado que el circuito mesolímbico juega un papel importante tanto en la esquizofrenia como en el trastorno bipolar, siendo de gran eficacia, en ambos trastornos, el tratamiento con neurolépticos que bloquean los receptores de dopamina de esta región entre otras (Post, 1999).

Diferentes líneas de investigación indican la importancia de la región del cíngulo anterior, señalándola como otra de las áreas que puede participar en los circuitos implicados tanto en el trastorno bipolar como en la esquizofrenia (Drevets et al., 1997 Shenton et al., 2001, Todtenkopf et al., 2005). Se han descrito anormalidades en el cíngulo anterior en ambos procesos (Beasley, 2006), diferentes alteraciones ultra estructurales y cambios en proteínas que pudieran afectar a las sinapsis y causar las anormalidades contribuyendo a la disfunción de esta región (Eastwood, 2001). Otras investigaciones han encontrado pérdida de materia gris en estos trastornos aunque en distintas localizaciones (Farrow, 2005). Recientemente también se ha determinado una disminución de glía de pacientes con esquizofrenia y trastorno bipolar (Webster, 2005).

En la actualidad se observa un gran desarrollo en los estudios estructurales que comparan la esquizofrenia y el trastorno bipolar (Gur, 2007).

Los cambios encontrados en ambos trastornos quedan descritos de manera detallada en el capítulo de desarrollo de la neuroradiología, destacando fundamentalmente que ambos trastornos comparten muchas de las regiones cerebrales afectadas y en ocasiones se llegan a solapar los hallazgos, aunque de forma general estos son más acusados en la esquizofrenia que en el trastorno bipolar (Yu, 2010).

Respecto a la espectroscopia ya resumimos los hallazgos más importantes en el apartado anterior que desarrolla la técnica de la espectroscopia .

Como hemos descrito el hallazgo más replicado es la disminución de la concentración de NAA en pacientes diagnosticados de esquizofrenia pero no hay consenso en los resultados y también hay investigaciones que encuentran ausencia de cambios en NAA y aumento de CHO en esta región (Yamasue, 2002).

A pesar de los estudios descritos, los hallazgos son aceptados con dificultad por la comunidad científica debido principalmente a la aparición de resultados en ocasiones contradictorios, poco específicos y sustentados en estudios en su mayoría de diseño transversal y con muestras insuficientes. Los estudios suelen estar limitados por la heterogeneidad del propio cuadro clínico y la especial dificultad de control de factores relevantes como lo protocolos de obtención y análisis de imágenes y la incidencia de los tratamientos y otra circunstancias o intervenciones sobre el enfermo o su entorno poco controlables.

Esta complejidad en el estudio e interpretación de resultados, hace necesario el desarrollo de proyectos que estudien el cerebro enfermo: de forma integral, mediante análisis multivariante que estudien la relación de los hallazgos en las distintas regiones de interés, como se expone más adelante determinando nivel estructural y bioquímico, aprovechando la complementariedad de las técnicas de Resonancia Magnética Nuclear, y Espectroscopia.

Protocolos de adquisición de imágenes que garanticen la capacidad de resolución necesaria, y de análisis, que solventen el principal problema de los métodos automáticos, la delimitación de las regiones de interés especialmente en regiones de pequeño tamaño, y el de los métodos de segmentación manual, la fiabilidad entre observadores y la replicabilidad entre estudios capaces de evaluar la especificidad de los hallazgos mediante estudios comparativos con muestras de distintos procesos mentales severos que compartan características clínicas.

Hipótesis de trabajo y objetivos.

2. Hipótesis de trabajo y objetivos.

2.1.Hipótesis

La esquizofrenia y el trastorno bipolar comparten aspectos epidemiológicos, clínicos y neurofarmacológicos. El propio Kraepelin que estableció la dicotomía entre la esquizofrenia y el trastorno bipolar reconoció que los síntomas de ambas enfermedades pueden solaparse de forma substancial (Kraepelin, 1921). Diferentes hipótesis han especulado acerca de este solapamiento: encontramos teorías que defienden la visión de estos trastornos como dos entidades diferentes, otras que las describen como dos enfermedades extremos de un mismo espectro y otros autores llegan a mantener que son variaciones de una misma enfermedad (Moller, 2003).

En ambos procesos patológicos se han descrito alteraciones de diversas áreas cerebrales. La mayoría de los estudios publicados de espectroscopia sobre estas patologías se han realizado analizando cada trastorno de forma independiente, pero hay muy pocas investigaciones que comparen ambos grupos en cuanto a los hallazgos en espectroscopia.

Las hipótesis que se plantearon al diseñar este estudio, en el que se analizan los datos obtenidos mediante la técnica de espectroscopía de los pacientes diagnosticados de esquizofrenia y trastorno bipolar son:

1. Se pueden encontrar encontrar cambios neuroquímicos más acusados en la esquizofrenia que en el trastorno bipolar, resultado del proceso neurodegenerativo propio de la enfermedad y en resonancia con estudios previos que comparan ambas patologías.

2. De acuerdo con los resultados de investigaciones precedentes, presentadas en la parte teórica de este trabajo, se hipotetiza que estos cambios se encontrarán en la región homogénea del cíngulo anterior y específicamente en las áreas más dorsales relacionadas con funciones cognitivas del cíngulo. La disfunción de esta región de la corteza puede desempeñar un papel fundamental en la fisiopatología de ambos procesos y aunque el mecanismo exacto de su participación sigue siendo poco claro, se trata de un área de marcado interés.

3. Se postula además que el efecto de la medicación puede influir en las alteraciones neuro-bioquímicas, considerando el tiempo de exposición al tratamiento y los diferentes fármacos.

3.2. Objetivos del estudio.

Los objetivos que se plantearon al elaborar este estudio fueron:

1. Comprobar el valor de la espectroscopia de hidrógeno como método de utilidad para determinar alteraciones neuro-bioquímicas en la esquizofrenia y en el trastorno bipolar.

2. Estudiar los cambios a nivel bioquímico en el área dorsal del cíngulo anterior determinando las concentraciones de N- acetil-aspartato (NAA) y de colina (Cho), en dos muestras de pacientes diagnosticados de esquizofrenia y enfermedad bipolar y una muestra de controles sanos.

3. Relacionar estos cambios con los distintos tratamientos recibidos, con los neurolépticos atípicos en el caso de pacientes esquizofrénicos y con el litio en el de los pacientes bipolares.

Material y método.

3. Material y método.

3.1. Diseño del estudio.

Se trata de un estudio prospectivo observacional transversal en el que los pacientes y sujetos control van a ser sometidos a distintas pruebas que incluyen valoración psiquiátrica mediante test diagnósticos y realización de exploración radiológica no invasiva mediante la técnica de resonancia magnética nuclear, que incluye espectroscopia de hidrógeno para determinar el patrón metabólico regional en los sujetos explorados.

3.2. Participantes del estudio y criterios de inclusión.

Todos los pacientes reclutados pertenecen a las áreas de los hospitales "Neurotraumatológico de Jaén", "Reina Sofía" de Córdoba y "Virgen del Rocío de Sevilla" y en el momento de la realización del estudio se encontraban siendo atendidos por profesionales de su área correspondiente en régimen ambulatorio. La elección de los mismos fue realizada de forma cuasialeatoria por los diferentes psiquiatras de los Centros de Salud Mental de las zonas descritas.

Se obtuvo aceptación expresa por escrito del paciente, previa información escrita sobre la técnica de neuroimagen a realizar y los objetivos del estudio en el que iba a ser incluido. En el caso de los pacientes del área del Hospital "Reina Sofía" de Córdoba así como los del área del Hospital "Neurotraumatológico" de Jaén se requirió la aceptación de traslado a Sevilla para realizar el estudio de neuroimagen. Los comités de ética de los diferentes centros aprobaron previamente la realización de estos estudios.

La muestra del estudio estuvo compuesta por 31 pacientes ambulatorios y 15 sujetos normales incluidos en el estudio como muestra de control. De los 31 pacientes 14 son enfermos de esquizofrenia paranoide (11 mujeres y 3 varones con una edad media (± Desviación Típica) de 34.4 (± 8.8) años; los otros 17 pacientes están diagnosticados de trastorno bipolar tipo I y se mantuvieron durante el estudio en periodo de eutimia (14 mujeres y 3 varones) con una edad media (± Desviación Típica) de 37.1 (± 10.0) años. Los 15 sujetos del grupo control (11 mujeres y 4 varones) tenían una media de edad (± Desviación Típica) de 33.0 (± 8.0) años.

Los pacientes fueron diagnosticados de acuerdo a los criterios diagnósticos del DSM-IV (APA, 1994) y utilizando la entrevista semi-estructurada (SCID-I; First, Spitzer, Gibbon y Williams, 2002), así como a través de la información aportada por familiares y personal sanitario (Spitzer, 1992).

El inicio de la enfermedad se definió como la edad a la que el paciente presentó por primera vez criterios diagnósticos de esquizofrenia o trastorno bipolar según la información obtenida por el paciente y por sus familiares.

La duración de la enfermedad se definió como los meses transcurridos desde el inicio de la enfermedad hasta la fecha del estudio con resonancia magnética nuclear.

Respecto al tratamiento, el 82.4% de los pacientes bipolares estaban en tratamiento con Litio en el momento de la prueba, con una media de exposición a dosis terapéuticas de 55.1 meses ± 47.9 (rango entre 9 y 148 meses); el 58.8% de los pacientes bipolares estuvieron expuestos a neurolépticos atípicos durante 17.9 meses de media ± 20.8 (rango: 3-60 meses). Ningún paciente de la muestra de esquizofrenia estuvo en tratamiento con Litio y un 85.7% estaban en tratamiento con neurolépticos atípicos en el momento de la prueba con un tiempo de exposición medio de 55.5 meses ± 35.2 (rango: 5-120 meses).

Como criterios de exclusión se estableció que se excluirían a aquellos sujetos que presentasen cualquier proceso psiquiátrico del eje I (DSM IV) o neurológico central, que tuvieran historia de abuso y/o dependencia de tóxicos, (incluyendo el alcohol, pero sin incluir nicotina ni cafeína), a los que hubiesen sufrido antecedentes de TCE con pérdida de conciencia o se les hubiese diagnosticado de proceso infeccioso del SNC, a aquellos en tratamiento o con historia de tratamiento con otras drogas con efecto potencial sobre el SNC o a los sujetos que presentasen cualquier contraindicación para que se les realizara la prueba de neuroimagen (por ejemplo debido a ser portador de marcapasos o prótesis metálicas).

Los controles se seleccionaron en las mismas ciudades que el resto de los participantes, en Jaén, Córdoba y Sevilla. Se puso un anuncio en los diferentes centros de referencia buscando la participación voluntaria de los mismos. Esos controles fueron entrevistados por un psiquiatra que pudo descartar cualquier trastorno psiquiátrico actual o pasado, así como la historia de enfermedad psiquiátrica o neurológica en los familiares de primer grado. El resto de criterios de exclusión fueron los mismos que los expuestos para el grupo de pacientes.

No se encontraron diferencias estadísticamente significativas en la distribución por género y edad entre los controles y los pacientes (ver más adelante el primer apartado de la sección de resultados). Tampoco hubo diferencias estadísticamente significativas respecto al nivel educativo o en cuanto al nivel socioeconómico de sus padres. Realizamos la evaluación del nivel socioeconómico de los padres usando el "Hollingshead Index" (Hollingshead 1953). Tanto los pacientes como los controles presentaban dominancia derecha.

A pacientes y a controles sanos se les realizó una RMN cerebral. Se estableció que si algún dato anatómico fuera calificado como de relevancia clínica por un radiólogo experto en la técnica y ciego al resultado de la evaluación diagnóstica, el caso quedaría excluido, pero en ninguno de los pacientes o sujetos controles se obtuvieron hallazgos anatómicos fuera de lo normal.

3.3. Protocolo de Imagen.

3.3.1.Bases de la RM y espectroscopia de protón único por RM.

La resonancia magnética y la espectroscopia por RM se practicaron en un aparato de 1.5 Teslas, SIGNA Cvi de General Electric Systems del departamento de radiología del centro CERCO de Sevilla. Se utilizó bobina cuadrática dedicada de cráneo con gradientes de 40 mT / m. El responsable las técnicas de imagen fue el Dr. Pablo Sau, radiólogo experto en neuroimagen que trabaja en dicho centro.

3.3.2. Selección del área de interés

Para efectuar un examen de espectroscopia se identificó en primer lugar el volumen (vóxel) a estudiar. Para ello se realizaron primero unas secuencias localizadoras de RM que nos proporcionaron imágenes de referencia.

El vóxel en los estudios espectroscópicos de volumen único habitualmente tiene 8 o más cm^3 debido a la baja concentración de los metabolitos estudiados.

En la siguiente ilustración (figura 10) se muestra un ejemplo.

Figura 10. Imagen de la espectroscopia de un vóxel situado en el área englobada entre ambos cíngulos; los márgenes anterior/posterior limitados por el sulcus del cíngulo, el margen inferior sitúa su margen encima del cuerpo calloso y el margen superior se calcula a partir del grosor de la porción del cuerpo calloso medido como plano axial perpendicular a la adquisición.

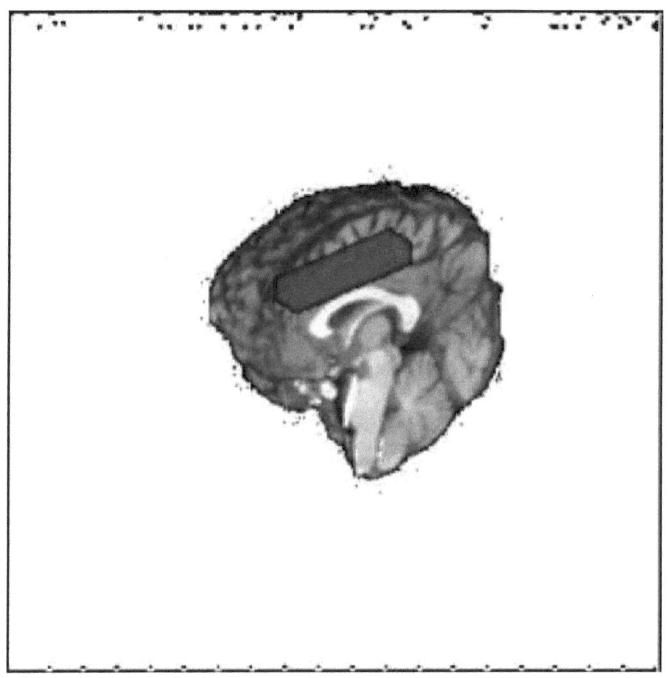

Se obtienen primero secuencias localizadoras de eco gradiente potenciadas en T1, la primera en el plano axial, con el centro situado a la altura de las cejas del paciente. Sobre la imagen adquirida se planifica una secuencia coronal con la oblicuidad necesaria para que sea perpendicular a la cisura interhemisférica y, por último, una secuencia en orientación sagital también con la oblicuidad necesaria siguiendo la cisura interhemisférica.

Sobre la imagen sagital obtenida se planifica una secuencia axial 3D con la oblicuidad necesaria para seguir el plano neuro-ocular. Esta secuencia sagital también es utilizada para la medición del grosor del cuerpo calloso en su zona media y perpendicularmente al plano neuro-ocular.

La secuencia 3D obtenida sirve tanto para planificar el vóxel de la espectroscopia como para cuantificar los volúmenes de substancia gris (SG), substancia blanca (SB) y líquido cefalorraquídeo (LCR) dentro del vóxel.

Las dimensiones del vóxel son variables, tiene un volumen medio de 30.5 cc y una forma de paralelepípedo alargado en sentido antero posterior para abarcar la mayor cantidad posible de sustancia gris.

El vóxel abarca ambos cíngulos en su parte media limitada por el surco cingulado como margen anterior y posterior El margen inferior se sitúa por encima del cuerpo calloso. La altura del vóxel se calcula tomando el grosor del cuerpo calloso en su parte media como se midió en la secuencia de planificación sagital. Los márgenes laterales se proyectan de forma simétrica rodeando la materia gris del giro del cíngulo, correspondiendo aproximadamente a la zona más dorsal del cíngulo, donde suponemos que se producen trastornos neurofuncionales por posible alteración en los metabolitos.

El proceso consta de la delimitación, de un volumen de interés VOI , de una gran parte del cíngulo, del que se computa su volumen, se aplica la herramienta de SUSAN (Nonlinear noise reduction) (Smith, 1997) y luego el FAST (FMRIB's Automated Segmentation Tool - brain segmentation (into different tissue types) and bias field correction) (User Guide   FMRIB Software Library FAST, 2008), para segmentar el volumen de interés la cantidad de substancia blanca, gris y LCR que lo conforma y su influencia sobre la espectro obtenida.

El plano axial de adquisición en T1 eco gradiente con técnica SPGR (Spoiled Gradient Recalled) sigue el plano neuro-ocular, y las recostrucciones sagital y coronal son perpendiculares a este (Ishimori, 2003) , sobre le sagital se mide el grosor del cíngulo que equivale a la altura del VOI, ajustándose la anchura y longitud del VOI sobre la altura media del VOI en el corte axial correspondiente.

Se escogió este área de posicionamiento del vóxel por dos razones principalmente:

- En primer lugar, porque es una de las zonas señaladas como de interés tanto en la esquizofrenia como en el trastorno bipolar (como queda expuesto en el capitulo de la introducción dedicado al cíngulo).

· En segundo lugar, por razones técnicas, al ser esta zona homogénea con mínimos problemas de susceptibilidad magnética, con una buena relación señal / ruido y reproductibilidad.

3.3.3. Homogeneidad del área a evaluar.

Se realiza modificando los gradientes, de manera que el campo magnético externo a que están sometidos los diferentes compuestos sea lo más similar posible, de forma que consigamos que las diferencias de precesión entre ellas sean sólo consecuencia del apantallamiento, es decir, del entorno eléctrico.

Si el campo magnético no es homogéneo, el campo externo en una localización "a" será diferente al campo externo en una localización "b" y entonces parte de las diferencias de precesión entre "a" y "b" serán debidas al campo externo y no sólo al apantallamiento. Con esto se impediría o dificultaría la identificación del compuesto, ya que se podría producir un solapamiento de las resonancias en el espectro.

Un conjunto de bobinas se usa para el shimming que consiste en hacer el campo magnético lo más homogéneo posible para el volumen de interés (García Segura, 1991).

3.3.4. Supresión de la señal de agua

Es necesaria la supresión de la señal de agua debido a que el agua es el compuesto más abundante del parénquima cerebral, con una concentración de aproximadamente 105 veces la del resto de compuestos.

Existen diferentes métodos para suprimir la señal de agua, que en el caso del PROBE, que es el método utilizado en este trabajo, se hace de forma automática, enviando pulsos de radiofrecuencia a la frecuencia del agua, de manera que la satura y reduce su señal (Ernst, 1996).

3.3.5. Adquisición de datos

En el estudio nos centramos en las secuencias potenciadas en T1 para la cuantificación de la substancia gris, substancia y líquido cefalorraquídeo dentro del vóxel sobre el que se adquirirá la espectroscopia que nos proporcionará el patrón metabólico.

Los parámetros usados en el axial T1 son los siguientes:

Secciones 3D- potenciadas en T1, en inversión –recuperación y en spoiled gradient de todo el cráneo con parámetros de un tamaño de matriz 256 x 256, tamaño del pixel de 0.96 x 0.96 (FOV 256), flip angle de 30°, tiempo de repetición de 40 ms., echo time de 6 ms. y grosor de corte de 1.3 mm. (Kokmen, 1993).

La espectroscopia por RM se efectúa con el sistema automático del pack PROBE –p incluido en el software de la Resonancia. El sistema PROBE ajusta automáticamente la frecuencia del transmisor y del receptor.

La homogeneidad del campo magnético local se optimiza con el proceso de auto-shim en los tres planos del espacio mediante un gradiente de shimming lineal y se ajusta la supresión de agua (Selective Chemicals shift suppression) (Bottomley, 1984) antes de proceder a la adquisición PRESS (Tkáč, 2005).

Para la adquisición de datos en la espectroscopia de vóxel único existen dos tipos de frecuencias de pulso; la característica básica de cada uno de ellos es que son básicamente tres cortes selectivos de pulso de radiofrecuencia para seleccionar el volumen. En este estudio utilizamos la secuencia PRESS, un doble spin-eco a partir de la secuencia de pulso, 90°-TE1/2-180°-TE ½-180°-TE 2/2-180°-TE 2/2- "ECHO".

La secuencia utilizada tiene los siguientes parámetros: TE de 35 ms., TR de 1500, FOV 256 mm; Acquisition Number of averages (NEX).

Se efectuaron cortes axiales potenciados en T1 para la localización del volumen de interés para la espectroscopia y para determinar la contribución de las distintas proporciones de Substancia Blanca, Gris y líquido cefalorraquídeo en la espectroscopia.

El esquema de los principales pasos en la adquisición del PROBE-p, que es el método utilizado en este estudio, es el siguiente:

Localizada el área de interés se realiza la segmentación dentro del vóxel, para poder así controlar el efecto del volumen parcial de la sustancia gris en los cambios metabólicos. La realización de la segmentación consta de tres pasos automatizados que vienen incluidos en la Brain Software Library (FMRIB) (Fagiolo, 2008). El primer paso será extraer el cráneo y el tejido extra-craneal usando el programa BET (Brain Extraction Tool) (Smith 2002, Jenkinson 2005)

El segundo paso será eliminar el ruido. Se define como ruido cualquier entidad, en las imágenes, datos o resultados intermedios, que no son interesantes para la computación que se quiere llevar a cabo. Usamos para ello el filtro SUSAN o Smallest Univalue Segment Assimilating Nucleus (Smith, 1997) algoritmo que preserva la estructura de la imagen reduciendo el ruido de la imagen sin incrementar el suavizado de ésta. En el tercer paso se realiza la segmentación automática de los tejidos cerebrales en: Materia gris (GM), materia blanca (WM) y líquido cefalorraquídeo (CSF) mediante el programa FAST (FMRIB´s Automated Segmentation Tool) (Zhang, 2001) que además corrige las variaciones de intensidad espacial (conocidas como inhomogeneidades de radiofrecuencia o RF). Este método está basado en el modelo de campo de Markov que se encuentra asociado al algoritmo de Expectación- Maximización.

Las segmentaciones fueron revisadas por posibles contradicciones que pudieran aparecer de forma manual y fueron corregidas por un experimentado radiólogo ciego al diagnóstico.

Se realizó un control de calidad para los espectros valorando el ruido de fondo, la línea basal, la supresión de agua y la posibilidad de identificación de los cuatro picos metabólicos más importantes.

El post-procesado de los espectros se hizo mediante el programa AFNI (Analysis of Functional Neuroimages) (Cox, 1996) para definir automáticamente los volúmenes del espectro realizando las cuantificaciones de las proporciones de GM, WM y CFS dentro del volumen del vóxel de la espectroscopia, y con cuantificación de los picos metabólicos de interés de forma automática (no operador dependiente) mediante el programa PROBE-p.

3.2.6.Cuantificación de metabolitos cerebrales

El programa PROBE-p de espectro, proporciona una cuantificación automática, no dependiente del operador de la relación de los picos de los metabolitos con respecto al metabolito de referencia (valor 1) correspondiente a la Colina, obteniéndose las siguientes cuantificaciones:

- NAA (N-Acetil- Aspartato) centrado en 2.01 ppm.
- Cr (Creatina) centrado en 3.02 ppm.
- Cho (Colina) centrado en 3.21 ppm.
- Mio Inositol centrado en 4.06 ppm.

3.3. Análisis estadístico

3.3.1. Recopilación de los datos

Para la recopilación de los datos del trabajo, estos se tabularon en una base de datos de sujetos por variables empleando el programa Stata versión 11.0 (StataCorp, 2009), que nos ha permitido una correcta recopilación de datos sociodemográficos, clínicos y de imagen, así como la realización de todos los análisis estadísticos que se describen a continuación.

3.3.2. Análisis estadístico de los datos.

En primer lugar se realizaron análisis descriptivos de las principales características sociodemográficas tanto para la muestra total como separadamente para cada uno de los tres grupos considerados.

Las diferencias en medias (variables continuas) o proporciones (variables ordinales o nominales) entre los tres grupos en esta características sociodemográficas se analizaron respectivamente mediante análisis de varianza univariados (realizando comparaciones post-hoc mediante la prueba de Bonferroni en el caso de que el efecto global fuera significativo) y tests de significación exacta de Fisher.

Para evaluar la fuerza de la relación, aparte de la significación estadística, para las variables categóricas se calculó el coeficiente de asociación V de Cramer, el cual tiene un rango entre 0 (total ausencia de relación a 1 (relación perfecta) y el tamaño del efecto (*g* de Hedges; ver descripción más abajo) para las comparaciones pareadas entre variables continuas.

Dado que el principal factor de interés explicativo en nuestro estudio es el grupo diagnóstico se han realizado análisis descriptivos, mediante tablas y gráficos, de las variables dependientes e independientes en los distintos grupos diagnósticos. También se describirán las variables dependientes en los dos sexos.

La principal variable dependiente en la mayoría de los análisis fueron las siguientes razones entre metabolitos: NAA/Cre, NAA/Cho y Cho/Cre.

Para determinar la diferencia estadísticamente significativa de los metabolitos entre los tres grupos diagnósticos se ha empleado el Modelo Lineal General para cada una de las variables dependientes establecidas, usando Grupo (Esquizofrenia, Bipolar y Control) como factor principal.

Las diferencias pareadas entre grupos se analizaron mediante la prueba post-hoc de Bonferroni. Además se calcularon los tamaños del efecto (*g* de Hedges, que es una versión insesgada ajustando por el tamaño de la muestra, según la siguiente fórmula: ($d=g/ \sqrt{[N/GL]}$). Según Cohen (1988) las siguientes normas, aunque necesariamente arbitrarias, pueden aplicarse para interpretar los tamaños del efecto: 0.2-0.5 serían efectos pequeños; 0.5-0.8 implicaría efectos moderados; y 0.8 o más supondría efectos grandes). En todo caso, lo que es un tamaño del efecto relevante depende directamente del campo de estudio. Su relevancia radica en que ofrecen una información diferente a la que dan los meros niveles de significación de las pruebas estadísticas estándar y sobre todo en que resaltan tendencias de resultados potencialmente relevantes que pueden estar oscurecidos por carencias en la potencia estadística debida a tamaños muestrales insuficientes (Kline, 2004).

Una serie adicional de análisis de covarianza se realizó con el objetivo de controlar el posible efecto de covariables como género, edad y nivel de materia gris.

En un modelo inicial se introdujeron estas tres variables como covariables. Posteriormente, se decidió que en el caso de que no aparecieran efectos significativos bajo esta condición tan restrictiva (con tres covariables) y dado que el tamaño de muestra es limitado, con el fin de presentar un modelo explicativo lo más sencillo posible, con variables que se muestren claramente significativas, se irían eliminando del modelo una a una aquellas covariables que no parecían influir significativamente en las diferencias.

Para analizar el posible efecto de la medicación en las diferencias entre los grupos clínicos y los controles, se realizaron varios análisis de regresión lineal en los que las variables dependientes fueron los niveles de los diferentes metabolitos y el principal predictor fueron los meses de medicación y el grupo clínico. De acuerdo a uno de los objetivos centrales del trabajo estos análisis se realizaron tanto con cómo sin la inclusión del género como posible variable relevante.

Finalmente, y con la misma idea, se realizaron análisis de regresión logística binaria para cada comparación pareada (esquizofrenia vs. control, bipolar vs. control y esquizofrenia vs. bipolar) con el grupo clínico como variable dependiente y los diferentes metabolitos, el tiempo de medicación como variables independientes (sólo neurolépticos atípicos y sólo en el caso de las comparaciones entre bipolares y esquizofrénicos). Se calcularon los odds ratio para cada variable en cada comparación de manera que puede verse la relación diferencial de cada metabolito en las comparaciones entre grupos clínicos controlando estadísticamente por el nivel del resto de metabolitos y la medicación. De acuerdo a uno de los objetivos principales planteados en el trabajo, el género se incluyo como covariable en todos los análisis.

Resultados.

4. Resultados

4.1. Datos descriptivos de la muestra.

La tabla 4 muestra un análisis descriptivo de la edad, el género y la Materia Gris en el Vóxel (MGV) en los tres grupos diagnósticos. Para cada variable también se incluye el correspondiente test de igualdad de los 3 grupos (ANOVA para Edad y MGV y Test Exacto de Fisher para género). No se observan diferencias significativas en ninguna variable, excepto en el caso del nivel educativo.

Las comparaciones post-hoc indicaron que el nivel educativo era superior en las personas que componían el grupo control que en las personas con trastorno bipolar (p = .001; g = 1.16, 95% IC: .41/ 1.91) y que en las personas con esquizofrenia (p < .001; g = 1.83, 95% IC: .96/ 2.70), sin diferencias entre estos dos grupos clínicos (p = .371), aunque con una tendencia a un menor nivel educativo en las personas con esquizofrenia (g = 53, 95% IC: -.19/ 1.25).

Los tamaños del efecto en el resto de comparaciones fueron reducidos: La V de Cramer para el género fue de .091, los tamaños del efecto en las comparaciones pareadas para la edad oscilaron entre .02 y .30, de tamaño reducido.

Para el nivel de MGV fueron también reducidos excepto en el caso de la comparación entre trastornos que indicaba una tendencia a un mayor nivel de materia gris en el caso de los pacientes con esquizofrenia (g = .60; 95% IC: -.12/ 1.32).

Tabla 5. *Estadísticos descriptivos de variables demográficas y materia gris en vóxel y resultados de las comparaciones estadísticas globales.*

	Control	Bipolar	Esquizofrenia	Test de igualdad	
Casos:	15	17	14	Estadístico	p
Mujeres	11 (73.3%)	14 (82.4%)	**11 (78.6%)**	Exacto	.90
Hombres	4 (26.7%)	3 (17.6%)	**3 (11.4%)**		
Edad	34.3 (7.9)*	37.1 (10,3)	**34.4 (8.8)**	$F_{2,43}$=0.50	.61
Educación	12.5 (2.8)	9.1 (3.0)	**7.6 (2.4)**	$F_{2,43}$=12.4	<.001
MGV**	14369 (3022)	13730 (2409)	**15226 (2444)**	$F_{2,43}$=1.24	.29

* Para "Edad", "MGV" y Nivel educativo: Media (Desviación Típica)

** MGV: Materia Gris en vóxel.

En las siguientes figuras se muestran gráficamente las diferencias entre los tres grupos en las diferentes variables incluidas en los análisis de la tabla 4.

Gráfico 1. *Distribución de Sexo en los grupos diagnósticos.*

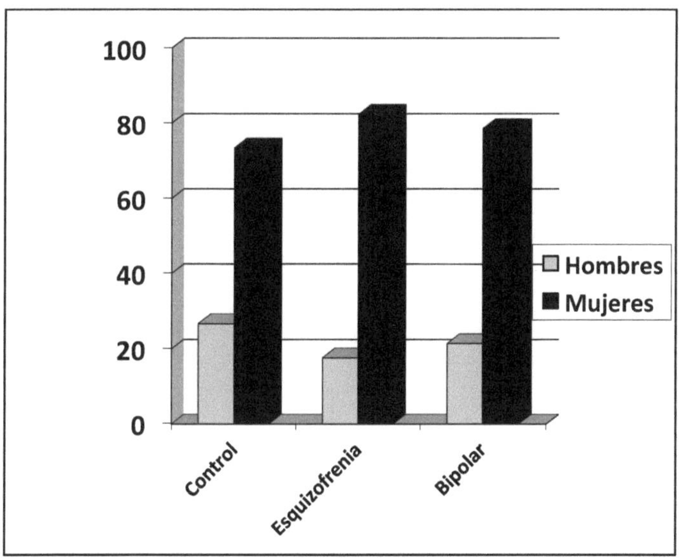

Gráfico 2. *Distribución de edad en los grupos diagnósticos.*

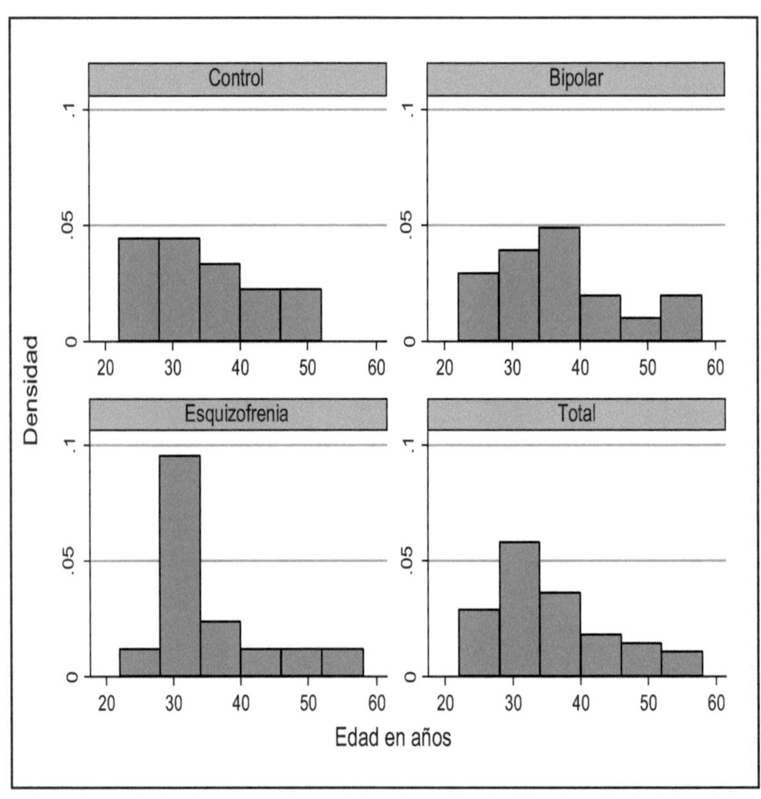

Gráfico 3. *Distribución del nivel educativo en los grupos diagnósticos.*

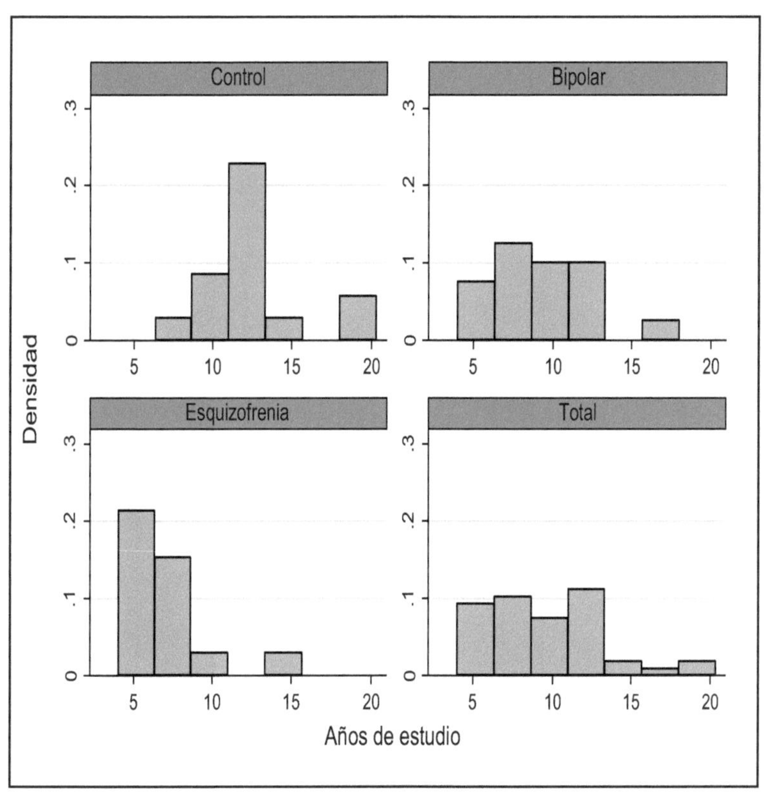

Gráfico 4. *Distribución de MGV en los grupos diagnósticos.*

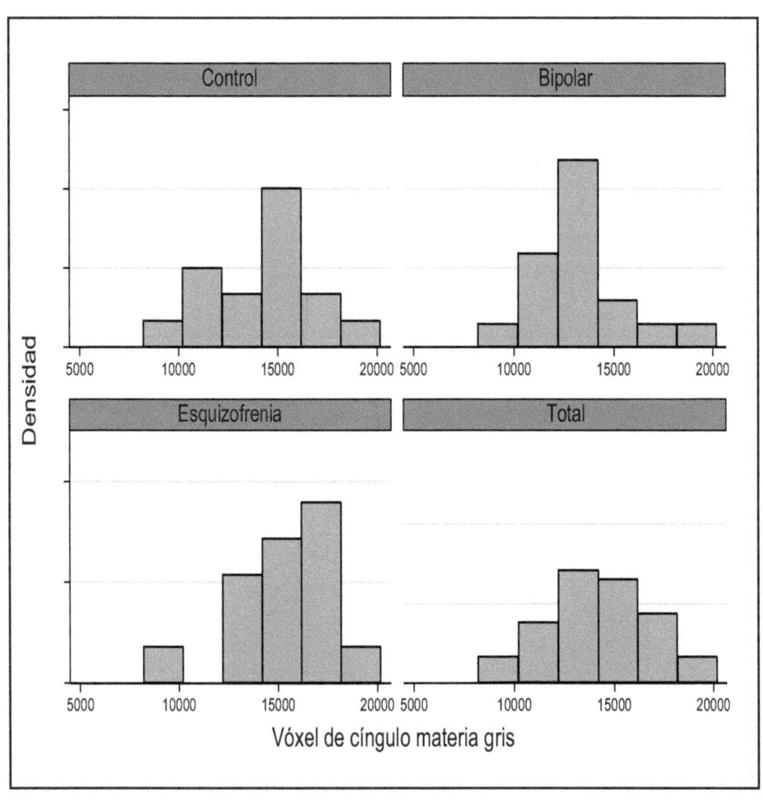

La tabla 6 muestra un análisis descriptivo de la edad de inicio de la enfermedad, la duración de esta, el consumo de Litio y Neurolépticos Atípicos y su duración en ambos grupos de enfermos. Para cada variable se incluye el correspondiente test de igualdad de los dos grupos (prueba T de comparación de medias o test exacto de Fisher). No se observan diferencias significativas en ninguna variable. Se observaron diferencias estadísticamente significativas sólo en la duración del consumo de neurolépticos atípicos, claramente mayor en el caso del grupo con esquizofrenia (g=1.30; 95% IC: .52/2.08), aunque no varió significativamente el porcentaje de personas en uno u otro grupo que estaban consumiéndolos.

La edad de inicio fue algo menor en el caso de los sujetos con esquizofrenia y aunque la diferencia no fue estadísticamente significativa el valor del tamaño del efecto sugiere una diferencia real, pero moderada: g=.36; 95% IC: -.36/1.07.

Tabla 6. *Medias (DT) o número de casos (porcentaje) del inicio y duración de la enfermedad y consumo de fármacos.*

	Bipolar	Esquizofrenia	Test de Igualdad	
Número de casos	17 (100%)	14 (100%)	Test	p
Edad inicio	23.6 (6.0)	21.6 (4.7)	$T_{29}=1.02$	0.32
Duración (años)	13.8 (8.3)	12.9 (6.8)	$T_{29}=0.35$	0.73
Toma Litio (casos)	14 (82%)	1 (7%)	Exact	<0.001
Meses con Litio	66.9 (44.4)	4	---	---
Toma NL atípicos (casos)	11 (64.7%)	12 (85.7%)	Exact	0.24
Meses con NL atip.	17.9 (20.8)	55.5 (35.2)	$T_{21}=3.08$	<0.006

4.2. Datos descriptivos de las variables dependientes.

En las siguientes tablas se pueden ver los descriptivos (separados en función del género) para los tres grupos según el diagnóstico de las principales variables dependientes del estudio: NAA/Cre, NAA/Cho y Cho/Cre.

Tabla 7. *Descriptivos para NAA/Cre.*

	Control		Bipolar		Esquizofrenia		Todos	
	Media	DT	Media	DT	Media	DT	Media	DT
Varón	1.73	0.14	1.59	0.09	1.68	0.20	1.67	0.14
Mujer	1.58	0.07	1.58	0.20	1.65	0.09	1.60	0.14
Total	1.62	0.11	1.58	0.19	1.65	0.11	1.62	0.14

Tabla 8. *Descriptivos para NAA/Cho.*

	Control		Bipolar		Esquizofrenia		Todos	
	Media	DT	Media	DT	Media	DT	Media	DT
Varón	1.89	(0.15)	1.66	(0.24)	1.56	(0.05)	1.72	(0.21)
Mujer	1.78	(0.28)	1.75	(0.37)	1.66	(0.26)	1.73	(0.31)
Total	1.81	(0.25)	1.73	(0.34)	1.63	(0.23)	1.73	(0.29)

Tabla 9. *Descriptivos para Cho/Cre.*

	Control		Bipolar		Esquizofrenia		Todos	
	Media	DT	Media	DT	Media	DT	Media	DT
Varón	0.92	(0.09)	0.97	(0.10)	1.08	(0.10)	0.98	(0.11)
Mujer	0.90	(0.12)	0.93	(0.12)	1.01	(0.12)	0.95	(0.12)
Total	0.91	(0.11)	0.94	(0.11)	1.02	(0.11)	0.95	(0.12)

Y en las siguientes tres figuras se representa gráficamente la puntuación para cada uno de los metabolitos en función del grupo diagnóstico:

Gráfico 5. *Distribución del nivel de NAA/Cre por grupos diagnósticos.*

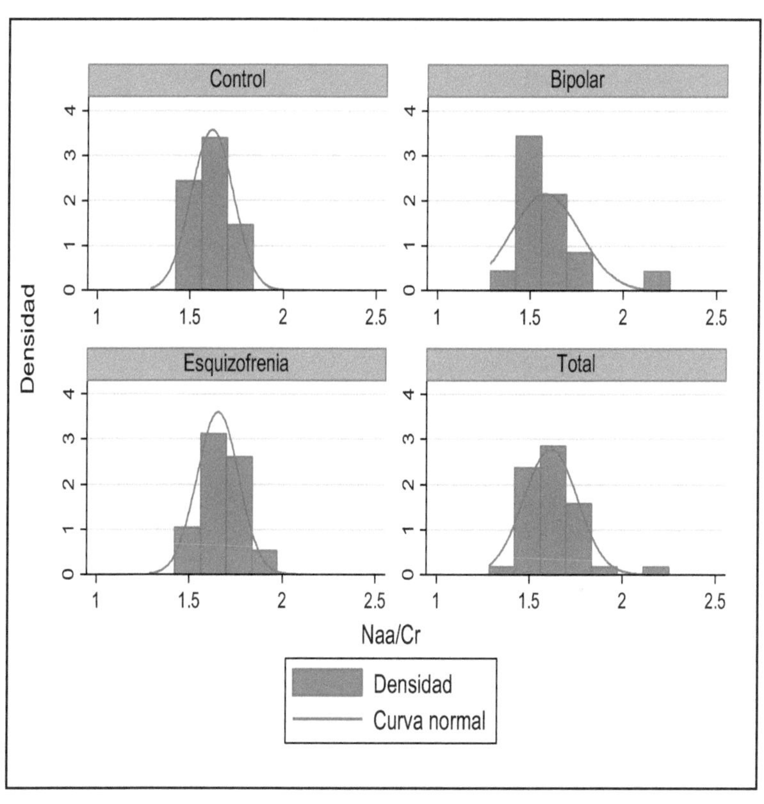

Gráfico 6. *Distribución del nivel de NAA/Cho por grupos diagnósticos.*

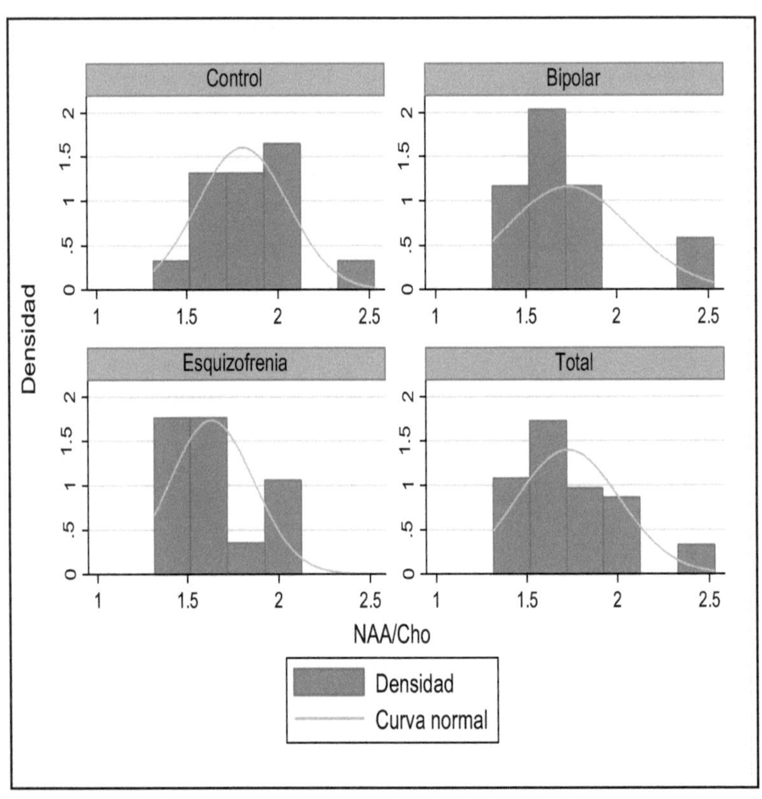

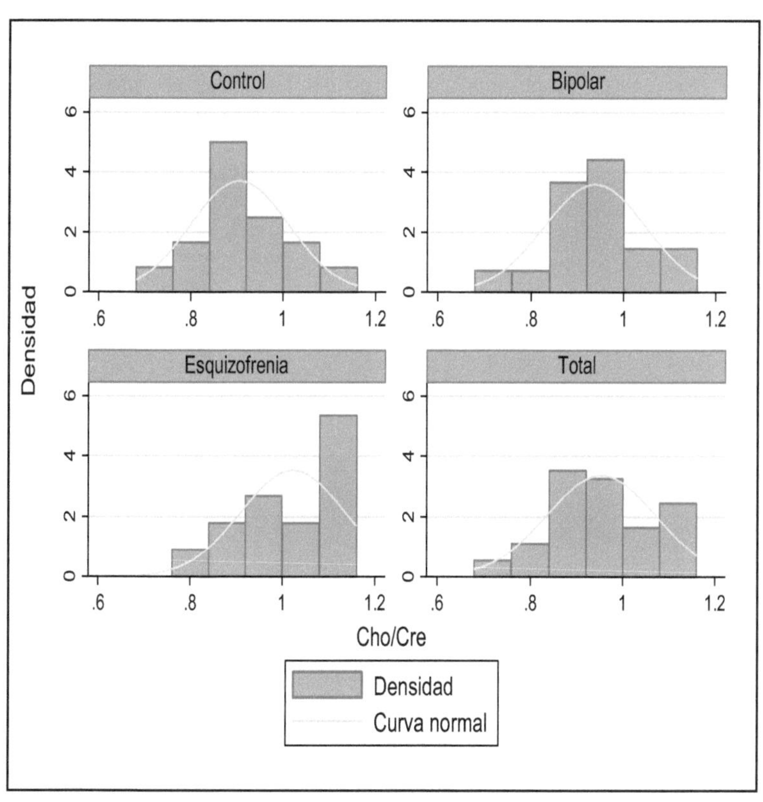

Gráfico 7.*Distribución del nivel de Cho/Cre por grupos diagnósticos.*

4.3 Análisis de varianza.

Se llevó a cabo una serie de análisis de varianza univariados con el grupo diagnóstico como variable independiente para comprobar la posible existencia de diferencias significativas en la concentración de metabolitos entre grupos.

En este grupo de análisis, se encontraron diferencias estadísticamente significativas solamente en la ratio de Cho/Cr (F=2,45 p= .019), como puede verse en la siguiente tabla.

Tabla 10. *ANOVAs con el diagnóstico como VI para la ratio de los diferentes metabolitos.*

	NAA/C		NAA/Cho		Cho/Cre	
	r					
	$F_{2,43}$	p	$F_{2,43}$	p	$F_{2,45}$	p
Diagnóstico	0.92	.408	1.38	.263	4.35	**.019**

Al realizar análisis post-hoc específicos para la variable dependiente Cho/Cre mediante la prueba de Bonferroni, se observa que existen diferencias significativas entre controles y pacientes esquizofrénicos, pero no en las otras dos comparaciones. Asimismo los tamaños del efecto fueron moderados, aunque sólo en la comparación entre esquizofrénicos y controles el Intervalo de Confianza al 95% no incluye el valor cero.

Tabla 11. Pruebas post-hoc para los niveles de Cho/Cre.

| | Cho/Cre | | |
	Diferencias	*p*-Bonferroni	*g de Hedges* (95% IC)
Bipolar – Control	0.03	.789	.36 (-1.09/.31)
Esquizofrénicos – Bipolar	0.08	.114	37 (-.02/1.44)
Esquizofrénicos – Control	0.12	**.019**	.39 (.20/1.74)-

A continuación se llevó a cabo una serie de análisis de varianza en la que la variable independiente fuer el Diagnóstico y la variable dependiente en cada análisis la ratio entre cada uno de los metabolitos, pero en la que se introdujeron diferentes covariables para controlar estadísticamente su posible efecto en las diferencias entre grupos diagnóstico: Edad, género y MGV en un primer modelo del que en el caso de que no se encontraran efecto se decidió ir eliminando una a una las covariables con menos peso, dado el reducido tamaño muestral, es decir relajar las condiciones en el caso de que no se encuentren diferencias.

En el modelo controlando por las tres covariables, como puede verse en la siguiente tabla, hubo un efecto estadísticamente significativo del grupo diagnóstico tanto en el ratio NAA/Cho como en Cho/Cre. Hubo asimismo un efecto estadísticamente significativo para el nivel de MGV, tanto en NAA/Cr como en NAA/Cho.

Tabla 12. *Análisis de Varianza con factor principal el Diagnóstico controlando las covariables.*

	NAA/Cr		NAA/Cho		Cho/Cre	
	$F_{2,40}$	p	$F_{2,40}$	p	$F_{2,40}$	P
Grupo	0.19	.825	3.54	**.038**	6.37	**.004**
Edad	0.09	.768	1.74	.195	1.97	.168
Sexo	0.90	.349	0.65	.426	1.67	.204
MGV	9.10	**.004**	12.09	**.001**	3.37	**.074**

En las dos siguientes figuras se ilustran gráficamente las diferencias entre grupos para los dos ratios de metabolitos en los que se han producido diferencias estadísticamente significativas en los contrastes.

Claramente las diferencias más marcadas se producen entre las personas con esquizofrenia y el grupo control, con el grupo de bipolares en un nivel intermedio. Asimismo, se aprecia que las diferencias entre bipolares y controles son muy pequeñas y nada significativas.

Gráfico 8. *Diferencias entre grupos en Naa/Cho en función del diagnóstico.*

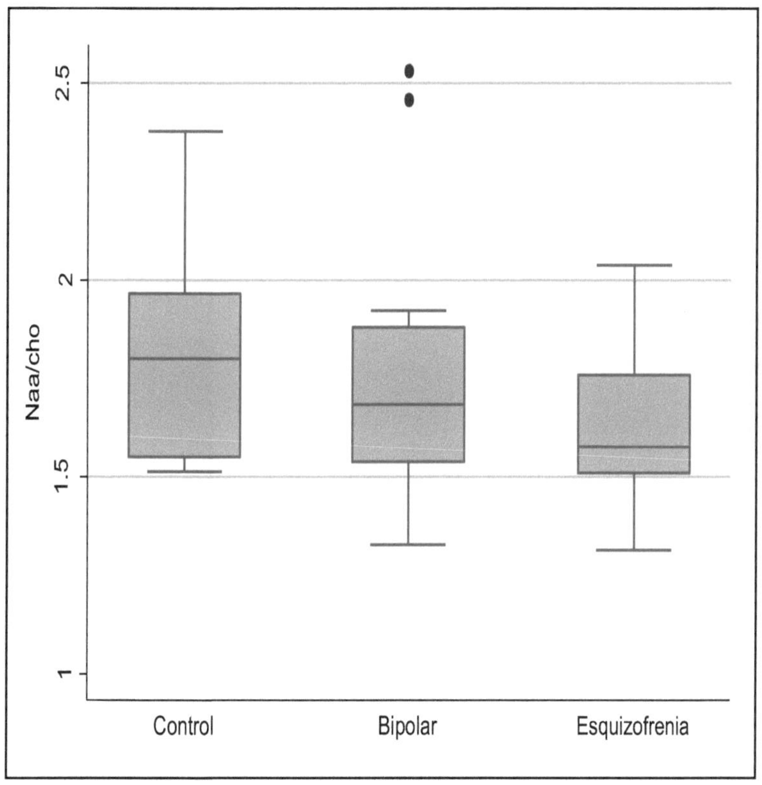

Gráfico 9. *Diferencias entre grupos en Cho/Cre en función del diagnóstico.*

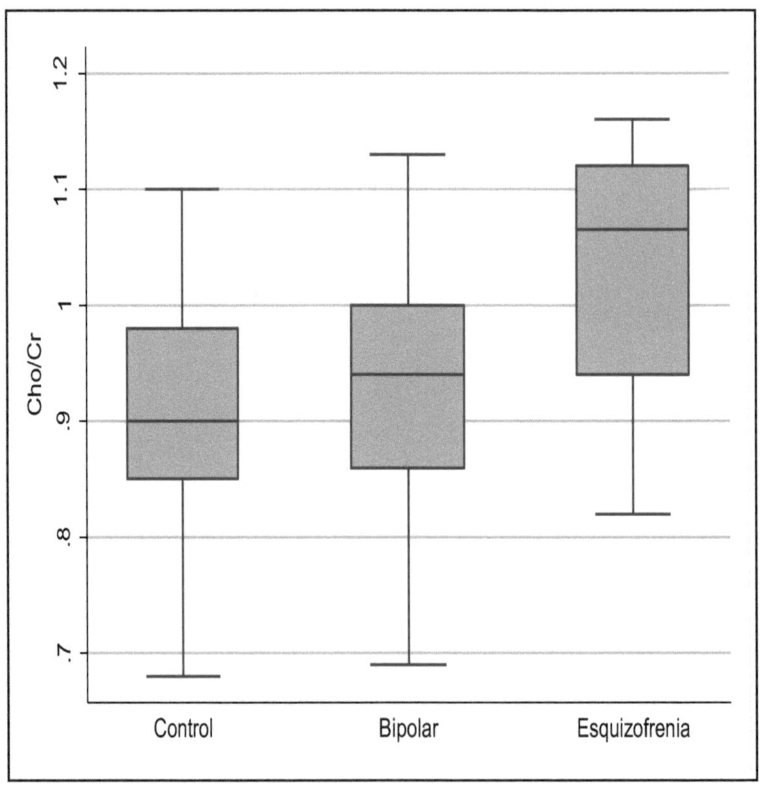

En las comparaciones post-hoc entre grupos que pueden verse en la siguiente tabla, para los dos ratios de metabolitos en las que el ANOVA resultó estadísticamente significativo, puede verse que los esquizofrénicos presentaban mayores niveles de Cho/Cre respecto tanto a los bipolares (p=.021) como al grupo control (p=.005).

Tabla 13. *Diferencias entre grupos diagnósticos y resultados de las comparaciones post-hoc con corrección de Bonferroni en los diferentes metabolitos ajustadas por edad, sexo y MGV.*

	NAA/Cho		Cho/Cre	
	Diferencias	p	Diferencias	p
Bipolar – Control	-0.03	.977	0.02	.910
Esquizofrénicos – Bipolar	-0.19	.107	0.11	**.021**
Esquizofrénicos – Control	-0.22	**.052**	0.13	**.005**

Estudio del efecto de los medicamentos

En primer lugar se realizaron regresiones lineales con el nivel de cada metabolito como variable dependiente en cada análisis y los meses de medicación y el grupo diagnóstico como predictores principales. Claramente, en estos análisis el grupo diagnóstico sólo tiene dos categorías ya que los controles no estaban tomando medicación y estas regresiones se realizaron solamente para los neurolépticos atípicos, ya que solamente una persona con esquizofrenia estaba consumiendo litio.

Los resultados que se muestran en las siguientes tablas indican que no hay diferencias entre bipolares y esquizofrénicos en los diferentes metabolitos al controlar por el tiempo de consumo de neurolépticos atípicos, aunque sí hay una tendencia a la significación estadística con un mayor efecto (p=.078) en Cho/cre para los esquizofrénicos y en la dirección contraria en el caso de Naa/Cho (p= .067). El porcentaje de varianza explicada (R^2) para cada de las ecuaciones de regresión fue de .467 (es decir, un 46.7%) para Naa/Cre, .309 para Cho/Cre y .403, para Naa/Cho. Hubo un efecto estadísticamente significativo, en sentido positivo del nivel de materia gris, tanto en el caso de NAA/Cre (p=.002) como en en NAA/Cho (p=.010), pero no en Cho/Cre. El tiempo transcurrido consumiendo neurolépticos atípicos no estuvo en ninguno de los análisis relacionado con el nivel de los metabolitos.

Tabla 14. *Regresiones lineales, sobre el nivel de Naa/Cre considerando el tiempo de consumo de neurolépticos atípicos-*

Variables	Coeficiente	*p*	95% IC
Diagnóstico: referencia Bipolar	-.028	.777	-.23/.17
Sexo (ref: mujer)	.087	.560	-.22/.40
Edad	.005	.255	-.00/.01
Tiempo de consumo de medicación	.001	.754	-.00/.01
Materia Gris	.051	**.002**	.02/.08
Constante	.630	.140	-.23/1.49

Tabla 15. Regresión lineal, sobre el nivel de Cho/Cre considerando el tiempo de consumo de neurolépticos atípicos.

Variables	Coeficiente	p	95% IC
Diagnóstico: referencia Bipolar	.154	.078	-.02/.33
Sexo (ref: mujer)	-.18	.165	-.44/.08
Edad	.001	.797	-.01/.01
Tiempo de consumo de medicación	-.002	.322	-.01/.00
Materia Gris	-.015	.243	-.04/.01
Constante	1.29	.002	.56/2.02

Tabla 16. *Regresión lineal, sobre el nivel de Naa/Cho considerando el tiempo de consumo de neurolépticos atípicos.*

Variables	Coeficiente	p	95% IC
Diagnóstico: referencia Bipolar	-.381	.067	-.79/.03
Sexo (ref: mujer)	.529	.092	-.10/1.15
Edad	.004	.671	-.01/.02
Tiempo de consumo de medicación	.006	.215	.00/.01
Materia Gris	.084	**.010**	.02/.14
Constante	-.080	.923	-1.82/1.66

Adicionalmente, se realizaron regresiones lineales de cada metabolito por separado sobre los meses tomando Neurolépticos Atípicos (NLA), sin controlar por el resto de variables. Para permitir una posible no linealidad del efecto se incluye un término cuadrático (ver tabla 17).

Tabla 17. *Regresiones de cada metabolito sobre los meses tomando (NLA).*

	NAA/Cr		NAA/Cho		Cho/Cre	
	T_{28}	p	T_{28}	p	T_{28}	p
Meses con NLA	1.86	.074	2.02	.054	-1.29	.208
Meses^2 con NLA	-1.62	.117	-2.14	**.041**	1.60	.120
R^2 del modelo	11%		14%		10%	

En la tabla podemos observar cómo sólo hay un efecto estadísticamente significativo en NAA/Cho y que el término cuadrático en ese caso parece más significativo que el término lineal, indicando que el efecto del consumo del medicamento sobre el nivel del metabolito, no es permanente a través del nivel de consumo.

Puede observarse también que el efecto va en direcciones opuestas (positivo para el efecto lineal, negativo en el tiempo al cuadrado); esto es en buena medida un artefacto producido por el hecho de aplicar la condición más restrictiva de introducir simultáneamente ambos términos en la ecuación.

Las correlaciones de Pearson en cambio indican que el efecto es negativo en ambos casos: r=-.124 (p=.574) en el caso del tiempo lineal, r=-2.18 (p=.317), en el caso del término cuadrático. En general, todos estos datos sugieren que el NLA no parece tener mucha capacidad explicativa sobre el nivel de los diferentes metabolitos.

Gráficamente, vamos a mostrar solo el efecto predictivo del consumo de NLAs sobre NAA/Cho, en las dos siguientes gráficas, en las que se incluyen simultáneamente los efectos lineal y cuadrático, aunque se muestra su efecto predictivo por separado.

Gráfico 10. *Efecto lineal del tiempo de consumo de Litio sobre NAA/Cho (con 95% IC), ajustando por covariables.*

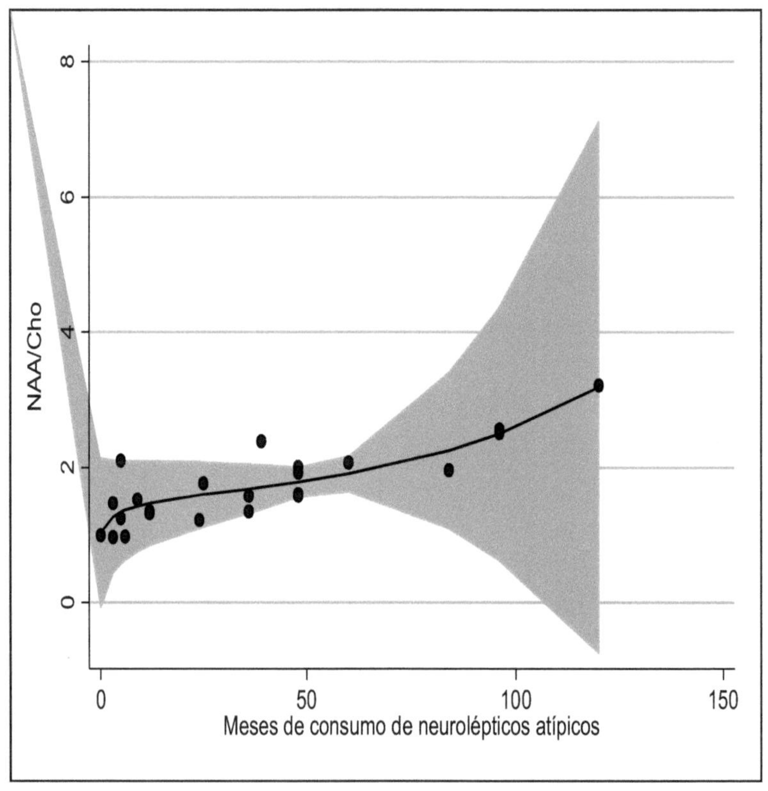

145

Gráfico 11. *Efecto cuadrático del tiempo de consumo de Litio sobre NAA/Cho (con 95% IC), ajustando por covariables.*

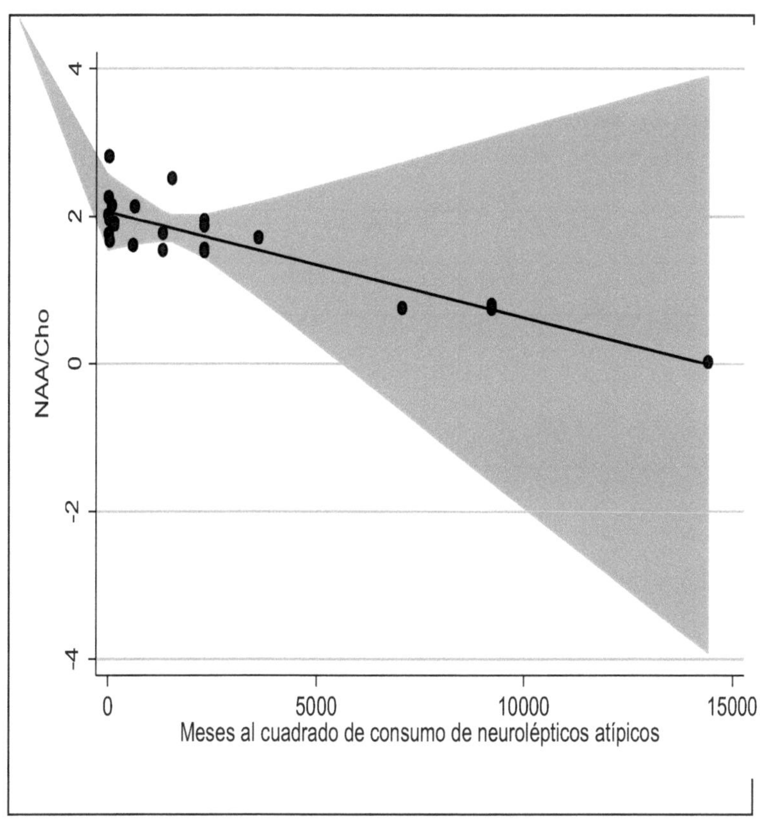

Litio.

En el caso del litio, como se comentaba previamente se realizaron regresiones lineales de cada metabolito por separado sobre los meses tomando litio y en estos análisis solamente se incluyó a la muestra de pacientes bipolares. Para permitir una posible no linealidad del efecto se incluye un término cuadrático del litio (ver tabla 18).

Tabla 18. *Regresiones lineales del tiempo de consumo de litio sobre el nivel de los diferentes metabolitos.*

	NAA/Cr		NAA/Cho		Cho/Cre	
	T_{14}	p	T_{14}	p	T_{14}	p
Meses con Litio	-1.30	.216	-2.61	**.021**	1.79	.095
Meses^2 con Litio	1.37	.193	2.98	**.010**	-2.24	**.041**
R^2 del modelo	12%		32%		31%	

En la tabla podemos observar cómo el término cuadrático del litio tiende a ser más significativo que el término lineal. Esto apoya la idea de un efecto no lineal de tiempo de consumo de Litio y cómo sólo en NAA/Cho y Cho/Cre el Litio parece tener un efecto relevante. Los siguientes gráficos representan el efecto predictivo de los términos lineal y cuadrático del tiempo de consumo de Litio sobre los diferentes metabolitos en pacientes bipolares.

147

En ellos se puede apreciar el efecto del Litio sobre cada metabolito. La banda gris que rodea a la línea de predicción del consumo de Litio sobre cada metabolito indica el Intervalo de Confianza al 95%, las tendencias ascendentes en la línea predictiva suponen un efecto positivo, es decir, a mayor tiempo de consumo mayor nivel del metabolito, y viceversa para las curvas descendentes.

Gráfico 12. *Efecto lineal del tiempo de consumo de Litio sobre NAA/Cre (con 95% IC), ajustando por covariables.*

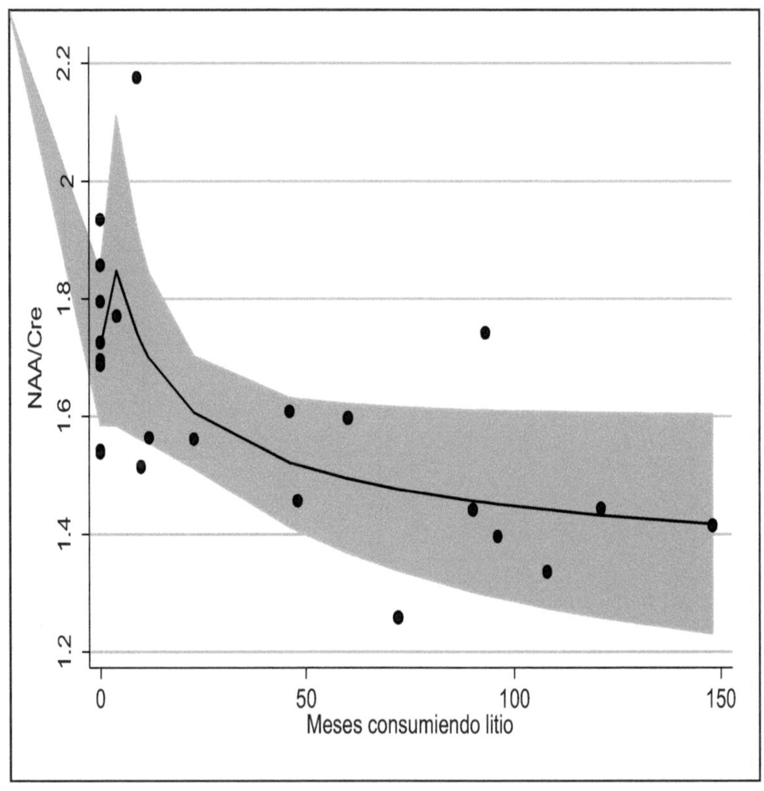

Gráfico 13. *Efecto cuadrático del tiempo de consumo de Litio sobre NAA/Cre (con 95% IC), ajustando por covariables.*

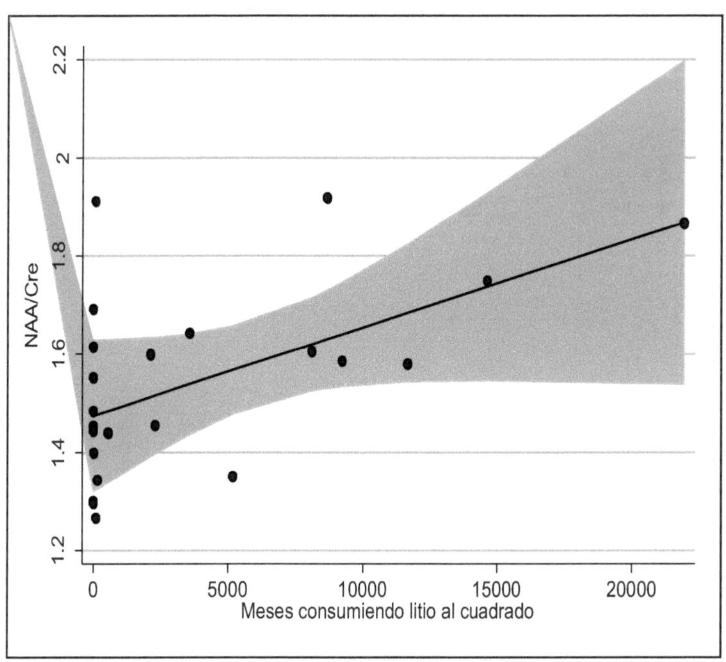

Gráfico14. *Efecto lineal del tiempo de consumo de Litio sobre Cho/Cre (con 95% IC), ajustando por covariables.*

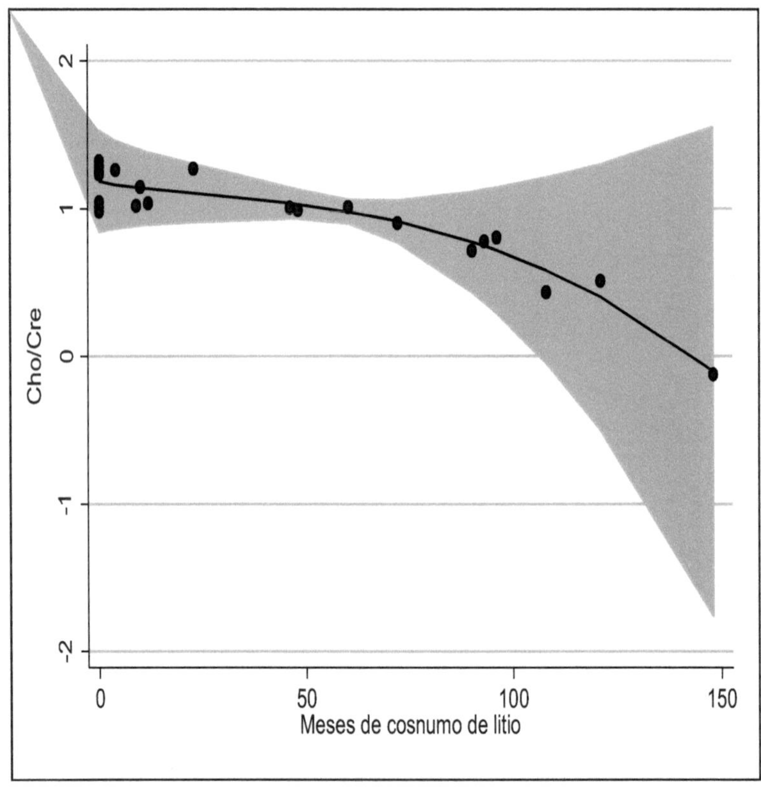

Gráfico 15. *Efecto cuadrático del tiempo de consumo de Litio sobre Cho/Cre (con 95% IC), ajustando por covariables.*

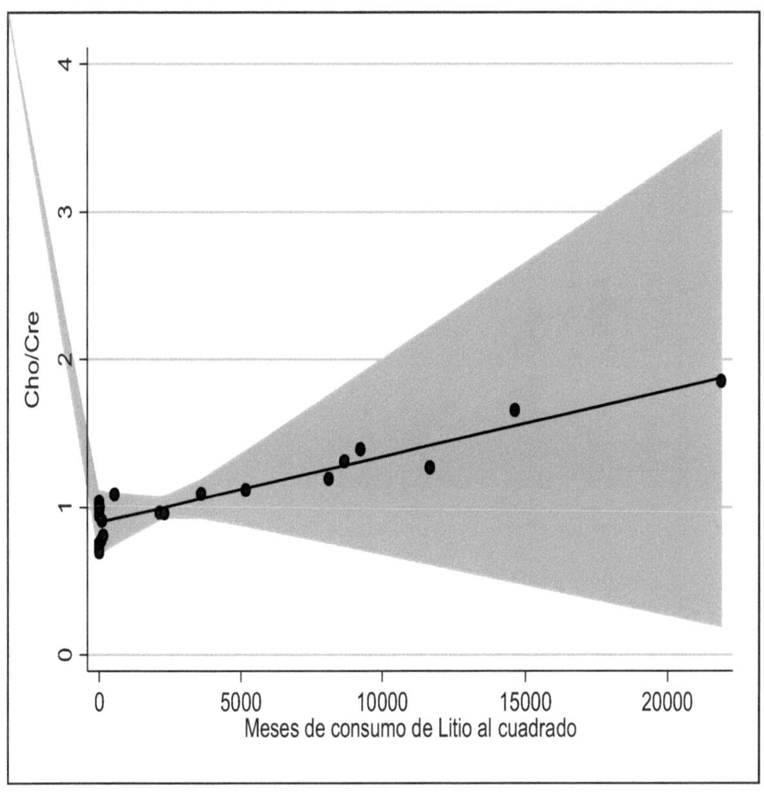

Gráfico 16. Efecto lineal del tiempo de consumo de Litio sobre NAA/Cho (con 95% IC), ajustando por covariables.

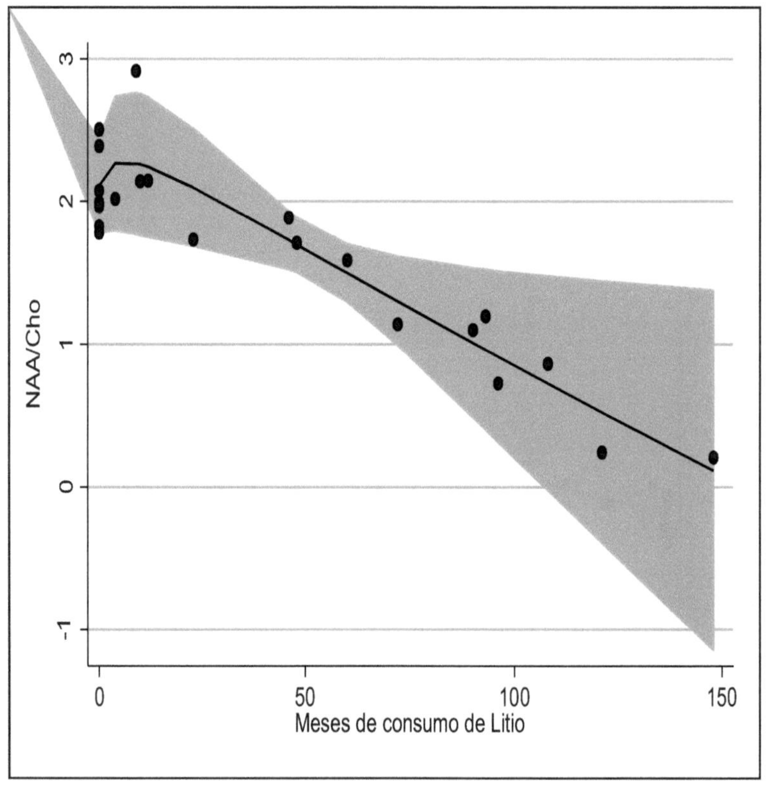

Gráfico 17. *Efecto cuadrático del tiempo de consumo de Litio sobre NAA/Cho (con 95% IC), ajustando por covariables.*

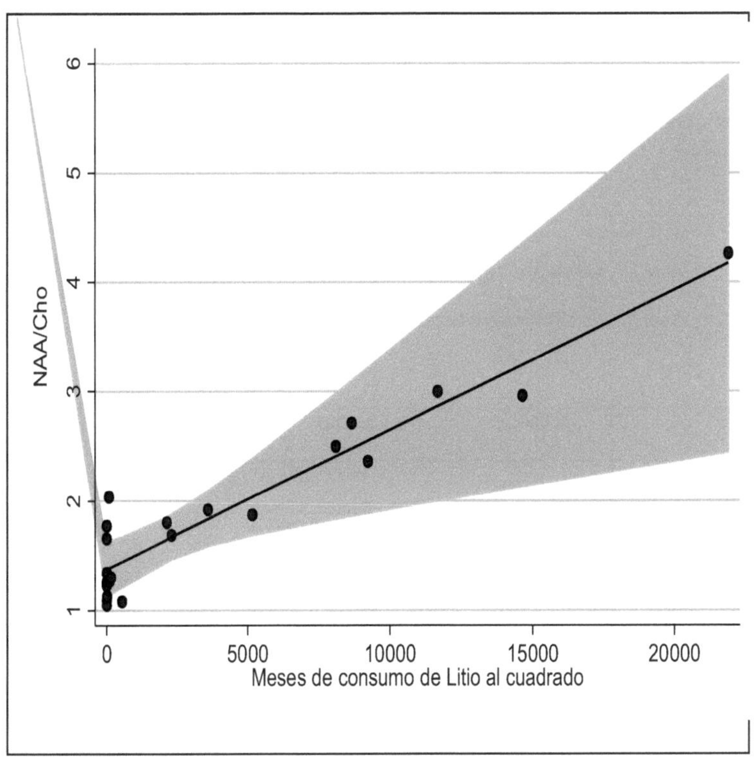

Para ver con más claridad la relación directa entre el tiempo de consumo de litio y el nivel de los diferentes metabolitos, es también interesante poder observar las correlaciones pareadas de Pearson tanto con el término lineal como con el cuadrático, sin considerar ambos en la ecuación de manera simultánea (ver tabla 18).

Claramente, como sugerían las ecuaciones de regresión el efecto cuadrático parece más relevante y solamente los niveles de Cho/Cre parecen estar asociados de un modo marcado (y en dirección negativa, es decir, mayor tiempo de consumo de litio menor nivel del metabolito).

Tabla 19. *Correlaciones de Pearson entre el tiempo de consumo de litio y el nivel de los diferentes metabolitos.*

	NAA/Cr		NAA/Cho		Cho/Cre	
	r	p	r	p	r	p
Meses con Litio	-.146	.496	.227	.286	-.425	**.038**
Meses con Litio^2	-.028	.896	.358	**.086**	-.472	**.020**

Finalmente, se realizaron varias regresiones logísticas binarias, una para cada comparación entre grupos diagnósticos considerado como VD e incluyendo como VIs los diferentes metabolitos y como covariables la edad, el sexo y el nivel de materia gris. En la comparación entre bipolares y esquizofrénicos se introdujo también el tiempo de consumo de neurolépticos atípicos, pero la medicación no se incluyó en el resto de comparaciones, dado que el grupo control no estaba medicado.

Como puede verse en la tabla, ninguno de los ORs resulta ser significativo. Obviamente estas comparaciones implican una mayor restricción dada la complejidad del modelo y la disminución del tamaño muestral al realizar las comparaciones pareadas. Pero sí indican, considerando el grupo de referencia usado en cada una de las comparaciones una tendencia marcada a una probabilidad reducida de tener esquizofrenia en función de tener mayores niveles de NAA/Cre y Cho/Cre, así como una probabilidad reducida (entendiendo esto en un sentido estadístico, no causal), vinculada a mayores niveles de NAA/Cho.

En el caso de las comparaciones entre bipolares y controles, el nivel de los tres metabolitos estaría vinculado a una mayor probabilidad de tener un diagnóstico de trastorno bipolar. La comparación entre esquizofrenia y bipolar iría en esa misma dirección, mayores niveles de los tres metabolitos se asociarían a probabilidades mayores de tener esquizofrenia.

Tabla 20. *Regresiones logísticas binarias, sobre comparaciones pareadas de grupo diagnóstico.*

Variables Independientes	Esquiz.-Control	*Bipolar-Control*	Esquiz.-Bipolar
	Odds ratio (p)	Odds ratio (p)	Odds ratio (p)
NAA/Cre	.03 (.811)	.00 (.233)	.00 (.995)
Cho/Cre	.00 (.459)	.00 (.204)	.00 (.993)
NAA/Cho	3.54 (.935)	.00 (.244)	.00 (.991)
Sexo (ref: mujer)	.20 (.243)	.69 (.711)	.00 (.971)
Edad	1.02 (.767)	.98 (.605)	.03 (.982)
Tiempo de consumo de medicación	-----	------	.02 (.964)
Materia Gris	.71 (.145)	1.03 (.861)	.00 (.984)

En resumen podemos afirmar que, las muestras de esquizofrénicos, bipolares y controles son equiparables en prácticamente en todas sus características, con dos excepciones: el grupo control presentaba un mayor nivel educativo y los pacientes esquizofrénicos tenían un mayor tiempo de consumo de neurolépticos atípicos que los pacientes con trastorno bipolar.

En los análisis de varianza sin incluir variables confusoras, el grupo diagnóstico sólo tuvo un efecto relevante en el caso de Cho/Cre. Los análisis post-hoc muestran que las personas con esquizofrenia presentaban mayores niveles que los controles, y una tendencia a mayores niveles que los bipolares, que se situarían en un nivel intermedio, aunque sin diferencias estadísticamente significativas con los controles.

Cuando se introducen diferentes covariables ´(Edad, Sexo, MGV) para controlar estadísticamente su posible efecto en estos resultados, hay diferencias significativas en NAA/Cho y Cho/Cre. En ambas variables las diferencias son mayores y más marcadas entre esquizofrénicos y controles (menores niveles de NAA/Cho y mayores de Cho/Cre para los esquizofrénicos). Además, se producen similares diferencias pero con menores niveles de significación estadística entre esquizofrénicos y bipolares, y prácticamente no hay diferencias entre bipolares y controles.

Respecto al consumo de medicamentos, el tiempo de consumo de neurolépticos atípicos sólo tuvo un efecto relevante en el caso de NAA/Cho, efecto que parece más adecuado describir como cuadrático en lugar de lineal. Respecto al tiempo de consumo de Litio, estuvo vinculado tanto con los niveles de NAA/Cho como con Cho/Cre; en ambos casos un modelo cuadrático se ajustaba también mejor a los datos.

Discusión.

5. Discusión

Los resultados obtenidos señalan una mayor concentración de colina en el cíngulo anterior, en el grupo de pacientes con diagnóstico de esquizofrenia al compararlos con los grupos de enfermedad bipolar y el de controles sanos.

5.1. Ratios de NAA/Cre en pacientes con diagnóstico de esquizofrenia.

No se han encontrado diferencias en la concentración de N-acetil-aspartato entre los grupos descritos o en su comparación con los controles sanos.

En las comparaciones realizadas, en las que hemos controlado los posibles efectos de las variables género, edad y efecto parcial de volumen de materia gris, tampoco se encuentran diferencias relevantes.

Respecto a los resultados obtenidos en las concentraciones de N-acetil-aspartato no encontramos diferencias significativas entre grupos. Estos hallazgos son contrarios a los descritos en la literatura actual. En lo dos últimos metánalisis publicados acerca de la espectroscopia en esquizofrenia concluye que existe consistencia evidente acerca de la disminución de las concentraciones de NAA en diferentes áreas cerebrales (Steen 2005; Brugger, 2011).

Podríamos justificar la discordancia de nuestros resultados debido a tres posibles causas.

En primer lugar por la región cerebral de estudio: según afirman Steen et al. (2005) los niveles de Naa aparecen reducidos a determinadas áreas como son: el cerebelo, corteza frontal, hipocampo, corteza parietal, corteza temporal, materia blanca frontal y temporal. Más recientemente Brugger et al (2011) describen la disminución del Naa en el lóbulo frontal, lóbulo temporal y tálamo.

Por el contrario Steen et al (2005) afirman que los niveles de Naa no aparecen disminuidos en los ganglios basales, caudado, corteza occipital, cíngulo posterior, putamen, centro semioval o en la sustancia blanca de los pacientes esquizofrénicos.

La segunda explicación puede ser por el aumento producido por el tratamiento crónico con neurolépticos atípicos. Se ha descrito la influencia de los neurolépticos en los niveles de Naa de los pacientes con esquizofrenia (Bertolino 2001, 2003; Fannon 2003) . Braus et al. (2001; 2002) afirman que cuanto mayor sea la duración del tratamiento de los pacientes con antipsicóticos atípicos mayores serán los niveles conseguidos de Naa en el cíngulo anterior, sugiriendo que los antipsicóticos atípicos revierten la disminución de Naa observada en los pacientes diagnosticados de esquizofrenia crónica.

Estudios recientes confirman la acción neuroprotector a de estos fármacos (Szulc, 2011).

En tercer lugar y de forma no incompatible con las explicaciones precedentes, podemos atender a las diferencias producidas por el género. Se ha descrito la importancia del género en las posibles diferencias en la esquizofrenia (Bucley 1994). Buckley et al. (1994) describieron que los varones esquizofrénicos mostraban de forma significativa disminución de la concentración de Naa en la corteza frontal comparándolos con mujeres diagnosticadas de esquizofrenia y sujetos sanos. Recientemente Tayoshy et al. (2009) señalan que en la mayoría de los estudios de espectroscopia no analizan las diferencias de género. Este grupo describe una disminución en la concentración de Naa en el cíngulo anterior en varones esquizofrénicos de larga evolución mientras y no en mujeres, mientras que en los ganglios basales no encuentran disminución de los niveles de Naa de los varones y si de las mujeres con esquizofrenia. Este grupo atribuye las diferencias de concentración de Naa en función del género a diversas causas: posiblemente al ciclo menstrual (Rasgon, 2001), a que los cambios morfológicos en los pacientes esquizofrénicos son más prominentes en hombres (Moreno , 2005; Nopoulos, 2001) señalan un mayor daño estructural en el cerebro de pacientes varones y a una mayor vulnerabilidad entre los hombres a las formas del neurodesarrollo de la esquizofrenia (Waddington, 1993). Desafortunadamente, el escaso número de varones en nuestra muestra no permite comprobar esta posibilidad.

5.2.Ratios de Cho/Cre en pacientes con diagnóstico de esquizofrenia.

Los datos obtenidos en el estudio describen una mayor concentración de colina en el cíngulo anterior, en el grupo de pacientes con diagnóstico de esquizofrenia al compararlos con los grupos de enfermedad bipolar y el de controles sanos.

Algunos estudios encuentran aumento en la concentración de Cho en el cíngulo anterior de pacientes esquizofrénicos. Yamasue et al describieron en un estudio publicado en el 2002 un aumento en las concentraciones del ratio Cho/Cre sin cambios significativos en las de Naa/Cre en el cíngulo anterior de 15 pacientes esquizofrénicos sin tratamiento con neurolépticos típicos (Yamasue 2002). Asimismo Jessen et al encontraron en la corteza del cíngulo anterior un aumento de los niveles de Cho/Cre en pacientes con riesgo de padecer esquizofrenia y que posteriormente desarrollaron la enfermedad comparándolos con los sujetos que presentaban el mismo riesgo pero que no llegaron a desarrollar la enfermedad (Jessen, 2006). En un estudio realizado en menores diagnosticados de esquizofrenia, se calcularon las concentraciones absolutas de los diferentes metabolitos en diversas áreas cerebrales y hallaron un aumento en la concentración de Cho en el cíngulo anterior (30.3%), córtex frontal (13.3%) y cabeza del núcleo caudado. Respecto a las concentraciones de Naa describieron disminución de este metabolito en la población masculina sin encontrar diferencias en la femenina (O´Neill, 2004).

Otros estudios describen aumentos de las concentraciones de colina en diferentes áreas cerebrales en los pacientes con esquizofrenia: en los ganglios básales del hemisferio izquierdo (Fujimoto 1996), en el tálamo izquierdo (Auer 2001), en el lóbulo frontal (Buckley 1994) y lóbulo temporal (Fukuzako 1995).

Caapizziano et al. (2011) describen el aumento de Cho/Cre acompañado de la disminución de Naa/Cre en el cíngulo anterior e hipocampo izquierdo en familiares de pacientes esquizofrénicos. Al ser este hallazgo más marcado en pacientes de primer grado que en los de segundo grado lo consideran comoun posible marcador de susceptibilidad a padecer esquizofrenia .

Por otra parte, también se han descrito resultados discordantes. Deicken et al y Ende et al no encuentran diferencias en los niveles de Cho medidos en pacientes esquizofrénicos en el cíngulo anterior (Deicken 1997; Ende 2000) Otros estudios tampoco encuentran diferencias en este metabolito en el lóbulo frontal izquierdo en pacientes adultos (Tanaka 2006) ni en adolescentes que desarrollaron la enfermedad (Zabala et al., 2007).

5.3. Ratios de Naa/Cre en pacientes bipolares.

Analizando los estudios publicados de espectroscopia en pacientes bipolares observamos una mayor variabilidad de resultados. La ausencia de cambios en la concentración de Naa entre grupos diagnósticos encontrada en el presente estudio concuerda con resultados anteriores divulgados, tanto en la región del cíngulo anterior como en otras áreas.

En recientes estudios no encuentran diferencias globales entre pacientes bipolares y controles sanos en relación a los niveles del Naa (Shahana, 2011). Scherk y sus colaboradores (2009) analizando una muestra de pacientes bipolares eutímicos tampoco encotraron disminución del Naa, en el cíngulo anterior ni en la región. Corroboran estos datos Amaral y colaboradores (2006) que tampoco encontraron diferencias en la concentración de este metabolito estudiando el cíngulo anterior de pacientes bipolares eutímicos en tratamiento con litio. Previamente otros autores ya habían descrito este hallazgo (Bertolino 2003, Soares 1999). Otros artículos tampoco encontraron diferencias en los lóbulos temporales (Stoll 1992 y Yurgelum-Todd 1993) o en la corteza prefrontal dorsolateral (Bertolino 2003 y Frey 2007).

Si atendemos a las investigaciones realizadas con población infantil diversos estudios tampoco encuentraron disminución del Naa en pacientes diagnosticados de trastorno bipolar.

Caetano (2011) en el estudio del aréa dorsolateral prefrontal cortex (DLPFC) en niños no encuentra diferencias en la concentración del metabolito en comparación con controles sanos. Previamente Davanzo (2003, 2001) y Castillo (2000) Tampoco las habián hallado.

Esta ausencia de cambios discrepa con los hallazgos de la disminución de la concentración de Naa en pacientes bipolares publicados por diferentes autores. Winsberg y colaboradores describen una disminución de Naa en la región prefrontal de una muestra de pacientes bipolares eutímicos sin tratamiento (Winsberg 2000). Otra revisión apoya la disminución de Naa en lóbulo frontal e hipocampo (Yildiz-Yesiloglu y Ankerst, 2006). Específicamente, en el hipocampo dos autores han descrito el descenso en Naa en pacientes bipolares (Capizzano 2007; Scherk 2009); en los ganglios basales también se ha descrito una disminución de este metabolito en pacientes adultos y menores (Malhi 2007; Olvera 2007). Cecil y colaboradores (2002) al estudiar un vóxel que abarca la circunvolución del cerebro orbital y la circunvolución del cíngulo describen una disminución de Naa, los pacientes de su muestra presentaban síntomas de manía o historia de síntomas psicóticos. En estudios realizados a menores también se encuentran disminuciones del ratio Naa/Cre en el área dorsolateral prefrontal derecha (Chang 2001).

Por último en cuanto a la concentración del Naa, dos estudios describieron aumento del metabolito. Patel (2008) describió este hallazgo en menores diagnosticados de depresión bipolar en la región prefrontal en un reciente estudio . En población adulta una investigación, en una pequeña muestra de seis pacientes bipolares caracterizados de ser cicladores rápidos, también encontraron el aumento del Naa en la región del cortex dorsolateral prefrontal izquierda de los cerebros estudiados (Michael, 2009).

5.4.Ratios de Cho/Cre en pacientes bipolares.

La ausencia de diferencias en los niveles de Cho en el grupo de pacientes bipolares respecto a los controles coincide con resultados previamente publicados
(Strakowski 2000).

Bertolino y coalaboradores (2003) estudiaron el cíngulo anterior y posterior, la corteza dorsolateral prefrontal y la convolución del cerebro frontal inferior entre otras regiones y no encontraron cambios significativos en el ratio Cho/Cre en estas áreas. Otros autores tampoco describieron diferencias en los niveles de colina en los ganglios básales (Ohara 1998) ni en los lóbulos parietales (Bruhn 1993) de los pacientes bipolares eutímicos en tratamiento con litio.

En un estudio reciente aunque no encontraron diferencias significativas en los niveles de Cho comparando a los pacientes bipolares con los controles sanos, sus resultados sugirieron que los pacientes bipolares medicados con antipsicóticos tendían a presentar niveles disminuidos de Cho en el caudado.

En contraposición, encontramos publicados resultados que describieron el aumento de Cho en pacientes bipolares. Así, Soares y colaboradores (1999) publicaron resultados del aumento de los niveles de cho en el cíngulo anterior. Moore (2000) replicó el mismo hallazgo y relacionó el aumento de los niveles de colina con la variabilidad del estado de ánimo. Sharma y sus colaboradores (1992) si encontraron un aumento sw los niveles de Cho en los ganglios basales, pero no en los lóbulos occipitales. Otros estudios revisados tmbién promulgan niveles elevados de Cho en los ganglios basales (Lafer1994; Kato1996; Yildiz-Yesiloglu y Ankerst, 2006).

En nuestra muestra la mayoría de los pacientes bipolares se encontraban en tratamiento crónico con litio. Estudios anteriores han sugerido que el consumo crónico de litio puede aumentar la concentración de Naa (Moore 2000 y Silverstone 2003). Respecto al efecto del litio en los niveles de Cho , se ha descrito que este fármaco inhibe de forma irreversible el transporte de Cho en los glóbulos rojos (Lee et al.,1974) pero analizando las 1H-MRS en vivo, no se han encontrado diferencias significativas en la intensidad del pico de Cho cerebral entre los pacientes bipolares tratados con litio y los controles sanos (Stoll 1992). Otros estudios apoyan estos resultados y no describen ningún efecto significativo del tratamiento del litio en los niveles de colina (Domino 1995; Kato et al., 1996; Lafer 1994), dato que concuerda con los resultados de este estudio. Así, la carencia de diferencias significativas en los cocientes de Cho/Cre y de Naa/Cho entre los pacientes bipolares y los controles no se debe probablemente a un efecto del litio.

Creemos que los resultados obtenidos en las comparaciones de pacientes bipolares, esquizofrénicos y controles sugieren una heterogeneidad biológica cerebral de los pacientes bipolares.

5. 5. Interpretación de resultados significativos.

Consideramos como hallazgo más significativo del estudio la determinación de niveles elevados del ratio colina / creatinina en el cíngulo anterior de los pacientes esquizofrénicos.

El pico de Cho detectado por la espectroscopia refleja los componentes de la membrana, principalmente la fosfocolina y la glicerofosfocolina y su aumento puede recibir diversas interpretaciones.

Primeramente, este aumento sería compatible con la destrucción de la membrana que, de ser neuronal, converge con las líneas de investigación en esquizofrenia que sugieren una interrupción de los circuitos sinápticos corticales (Lewis y Lieberman, 2000). Theberge et al (2004) atribuyen el aumento de colina a la neurodegeneración y sostienen que el aumento de la colina puede ser causado por el aumento de la actividad glutamaérgica.

Otros autores interpretan el aumento de colina como la elevación del recambio de fosfolípidos de la membrana (Hoang 1998) y consideran que estos resultados pueden respaldar la hipótesis de la membrana (Fenton 1999); esta hipótesis postula que la causa subyacente de la esquizofrenia estaría en la alteración generalizada del metabolismo de los fosfolípidos. Así, en los pacientes esquizofrénicos se han encontrado anormalidades de membrana causadas por: estrés oxidativo, disminución de fosfomonoesterasas y de precursores de fosfolípidos y aumento de las fosfodiesterasas y de productos de la ruptura de los fosfolípidos de membrana (Ashe 2001).

Para que el aumento de Cho se origine a partir de la destrucción de la membrana neuronal, este incremento debe estar acompañado de la disminución de NAA.

Como habíamos descrito, el NAA está implicado en las interacciones del coenzima A (CoA) y en la lipogénesis cerebral (Arango 2003) y es aceptado como un marcador neuronal inespecífico también detectado en oligodendrocitos inmaduros y en las células progenitoras astrocitarias.

En nuestro estudio no encontramos un aumento de NAA. Por tanto, postulamos que la degradación ha de tener un origen en la glía: produciéndose cambios en las células gliales obtendríamos el aumento de colina con ausencia de disminución de NAA en la misma región. Estudios previos han demostrado la disminución de células gliales sin cambios en las células neuronales en el cíngulo anterior de pacientes esquizofrénicos (Stark 2004). Otros autores han descrito la disminución de células gliales en el cíngulo anterior de pacientes esquizofrénicos (Cotter 2001; Cotter 2002; Webster 2005). Katsel y sus colaboradores detectaron alteraciones de la expresión genética glial en el cíngulo en estos pacientes (Katsel 2005).

Algunos estudios con monos han demostrado un aumento de la proliferación glial en el tratamiento crónico con antipsicóticos, jugando un papel regulador en los niveles de neurotrasmisores y en los procesos metabólicos cerebrales (Selemon 1999). Por lo que podemos especular que la proliferación glial podría ser inducida por el tratamiento en los pacientes estudiados. Sin embargo, no hemos encontrado correlación entre los niveles de Cho y la duración del tratamiento con neurolépticos en el grupo de pacientes diagnosticados de esquizofrenia, como sería de esperar.

Creemos que la ausencia de esta correlación puede ser debida al efecto limitado en el tiempo.

El consumo del alcohol también puede ser un factor relacionado con los niveles elevados de Cho en la esquizofrenia Ende et al., describen en un estudio la influencia del alcohol en los niveles de Cho en el lóbulo frontal de los pacientes estudiados (Ende 2006). En nuestra investigación, por el estrecho conocimiento que tenemos de la muestra y sus entornos familiares, descartamos el consumo de alcohol incluido el consumo social, por lo que no será una variable que afecte a los resultados obtenidos.

A pesar de las limitaciones, los hallazgos de un aumento de los niveles de colina en el cíngulo anterior en el grupo de pacientes con diagnóstico de esquizofrenia estudiados proporcionan un sustrato neuroanatómico para el desarrollo de modelos de la fisiopatología de la esquizofrenia.

En la muestra de pacientes bipolares no hemos encontrado diferencias significativas en la comparación con los controles pero sí se observa una tendencia a obtener valores de Cho superiores a los valores de los controles e inferiores de los pacientes esquizofrénicos , coincidiendo con la mayoría de los hallazgos en neuroimagen que resultan ser de menor grado en pacientes bipolares que en esquizofrenia.

6. Limitaciones del estudio.

6. Limitaciones del estudio.

Consideramos como limitación principal del estudio el pequeño tamaño de la muestra. Todas las pruebas de espectroscopias de protón se realizaron con la misma máquina y por un mismo doctor, en la Clínica Cerco se Sevilla, para disminuir los sesgos de medición- Esto nos generó la dificultad consecuente del traslado de los pacientes desde las diferentes áreas de reclutamiento lo que ha contribuido a un menor tamaño muestral. Asimismo, el alto coste económico de las pruebas de neuroimagen limita el número de sujetos a incluir en nuestro estudio. Aunque con una baja potencia estadística es posible encontrar diferencias cuando estas son muy marcadas, las diferencias pequeñas entre grupos pueden estar parcialmente enmascaradas por este problema. Hemos tratado de paliar en lo posible este problema ofreciendo tendencias, la distribución de las puntuaciones en cada grupo en las distintas variables y calculando los tamaños del efecto para las principales comparaciones en adición al simple test de comparación estadística.

Otra limitación importante del estudio consiste en que este aporta una información exclusivamente transversal sobre la enfermedad. Creemos que son necesarios nuevos diseños metodológicos que permitan discriminar marcadores de rasgo o de estado, y que además aporten información sobre la reversibilidad o irreversibilidad de las alteraciones detectadas en las distintas regiones cerebrales.

Otra de las limitaciones del estudio que hemos de considerar es el posible efecto que el tratamiento crónico puede causar sobre los metabolitos evaluados. Aunque los diferentes análisis sobre el tiempo de consumo de neurolépticos atípicos en bipolares y esquizofrénicos y de litio en bipolares, sugieren que en este estudio esta variable no está afectando de manera marcada a los resultados, no se puede descartar totalmente ya que no se pudo considerar con el suficiente detalle la variabilidad de los tratamientos farmacológicos que reciben los pacientes.

También creemos que el método de cuantificación relativa, a pesar de ser el más utilizado según se describe en la literatura actual, no está exento de limitaciones técnicas debido a la posibilidad de que se den variaciones en los cocientes por cambios en el numerador, el denominador o ambos (Jansen 2006).

Finalmente, la muestra estuvo compuesta mayoritariamente por mujeres. Aunque este sesgo muestral no fue buscado y resultó consecuencia del procedimiento de selección por azar y de las características de las personas que cumplían los criterios de inclusión y exclusión entre las seleccionadas en el muestreo aleatorio, esto limita la generalizabilidad de los resultados a muestras de varones.

A pesar de estas limitaciones, que por otra parte se comparten con la mayoría de los estudios de neuroimagen revisados, creemos razonable concluir que los datos descritos apoyan cambios en la bioquímica cerebral de los pacientes diagnosticados de esquizofrenia crónica, en una muestra predominante femenina, en la región del cíngulo.

7. Conclusiones.

7. Conclusiones

- Los resultados obtenidos en el estudio junto con la literatura revisada , sugieren que la espectroscopia de protón por resonancia magnética puede ser una herramienta útil, complementaria a otros métodos, para estudiar las propiedades del cerebro humano en vivo.

- Determinamos niveles de Cho, medido como ratio cho/cre, elevados en los pacientes esquizofrénicos y no en pacientes bipolares y controles sanos. Se atribuye que el origen de este incremento de cho/cre proviene de los componentes de la membrana.

- Los hallazgos descritos no se acompañan de la disminución de los niveles de NAA en los pacientes esquizofrénicos por lo que postulamos que el aumento de la colina ha de ser de origen glial y no neuronal.

- Los resultados obtenidos en las comparaciones de pacientes bipolares, esquizofrénicos y controles sugieren una heterogeneidad biológica cerebral de los pacientes bipolares.

- Parece razonable concluir que los cambios bioquímicos cerebrales en la esquizofrenia crónica, en una muestra predominantemente femenina, en la región del cíngulo, son más pronunciados que los observados en el trastorno bipolar y diferentes de los descritos en la región prefrontal.

- Estos cambios metabólicos descritos en los pacientes esquizofrénicos son más intensos que en los bipolares sin síntomas psicóticos y diferentes de los descritos en la región prefrontal.

- El tiempo de consumo de neurolépticos atípicos en esquizofrénicos y bipolares parece estar asociado a un decremento de los niveles de NAA/Cho. El efecto no parece lineal. El grupo diagnóstico no interviene en este resultado.

- El tiempo de consumo de litio en los pacientes bipolares se asocia con niveles más elevados de NAA/Cho y con niveles inferiores de Cho/Cre. En ambos casos una relación no lineal parece ajustarse mejor a los datos.

- Aunque debido a las limitaciones del estudio no podemos emitir conclusiones significativas acerca de la influencia del género en los resultados obtenemos, creemos al igual que en otros estudios revisados, que es una variable importante que debería ser analizada en futuras investigaciones.

Referencias.

9. Referencias.

Adler, C. M. , Holland, S. K. , Schmithorst, V., et al. (2004). Abnormal frontal white matter tracts in bipolar disorder: a diffusion tensor imaging study. *Bipolar Disord,* 6 (3), 197–203.

Agarwal , N., Port, J. D. , Bazzocchi, M., Renshaw, P. F. (2010). Update on the use of MR for assessment and diagnosis of psychiatric diseases. *Radiology,* 255(1): 23-41.

Aggleton, J. P. (1992). The Amygdala: Neurobiological Aspects of Emotion, Memory, and MentalDysfunction. Wiley-Liss. NewYork.

Albon, E., Tsourapas, A., Frew, E., Davenport, C., Oyebode F., Bayliss C., Arvanitis, C., Meads, C. (2008). Structural neuroimaging in psychosis: a systematic review and economic evaluation. *Health Technol Assess*, 12(18), 1–184.

Altshuler, L.L., Conrad, A., Hauser, P. et al. (1991). Reduction of temporal lobe volume in bipolar disorder a preliminary study report of magnetic resonance imaging. *Arch Gen Psychiatry*, 48, 482-3.

Altshuler, L.L., Bartzokis, G., Grieder, T., Curran, J., Mintz, J. (1998). Amygdala enlargement in bipolar disorder and hippocampal reduction in schizophrenia: an MRI study demonstrating neuroanatomic specificity. *Arch Gen Psychiatry*, 55, 663–664.

Altshuler, L.L., Bartzokis, G., Grieder T., Curran, J., Jimenez, T., Leight, K., Wilkins, J., Gerner, R., Mintz, J. (2000). An MRI study of temporal lobe structures in men with bipolar disorder or schizophrenia.*Biol Psychiatry*, 48(2), 147-62.

Amaral, J.A., Tamada, R.S., Issler, C.K., Caetano, S.C., Cerri, G.G., De Castro, C.C., Lafer, B.A. (2006). 1HMRS study of the anterior cingulate gyrus in euthymic bipolar patients. *Hum Psychopharmacol* ,21, 215–220.

Andreasen, N.C. (1991). Assessment issues and the cost of schizophrenia. *Schizophr Bull.*,17,475-81.

Andreasen, N. C. (2003). Neuroimagen en psiquiatría. Ars Médica (Eds.). Barcelona.

Andrew, E.R., Bydder, G., Griffiths , J., Iles, R., Styles, P. (1990). Clinical Magnetic Resonance Imaging and Spectroscopy. John Wiley and Sons (Eds.). New York.

Antonova, E., Sharma, T., Morris, R., Kumari, V. (2004). The relationship between brain structure and neurocognition in schizophrenia: a selective review. *Schizophrenia Research*, 70, 117–145.

Arango López, C., Crespo Facorro, B., Bernardo Arroyo, M. (2003). Neuroimagen en psiquiatría Ars Médica (Eds). Barcelona.

Ashburner, J., Friston, K.J., (2000). Voxel-based morphometry the methods. *Neuroimage*, 11, 805–821.

Ashby, F. G., et al. (1999). A neuropsychological theory of positive affect and its influence in cognition. *Psychol.*, 106, 529-550.

Ashe, P.C., Berry, M.D., Boulton , A.A. (2001). Schizophrenia, a neurodegenerative disorder with neurodevelopmental antecedents. *Neuropsychopharmacol Biol Psychiatry*, 25(691), 707.

Baiano, M., David, A., Versace, A., Churchill, R., Balestrieri, M., Brambilla, P.(2007). Anterior cingulate volumes in schizophrenia: A systematic review and a meta-analysis of MRI studies. *Schizophrenia Research*, 93(1-3), 1-12 .

Bandettini, P.A., Jesmanowicz, A., Wong, E.C., Hyde, J.S. (1993). Processing strategies for time-course data sets in functional MRI of the human brain. *Magnetic Resonance in Medicine,* 30 (2), 161–173.

Barcia, D. (2005). Historia de la psiquiatría. Tratado de psiquiatría Vol. I. Psiquiatría (Eds). Barcelona.

Battie , W. A. (1758). Treatise on madness. J.Whiston and B. White (Eds). London.

Baslow, M.H. (2000). Functions of N-acetyl-L-aspartate and N-acetyl-L-aspartylglutamate in the vertebrate brain: role in glial cell-specific signaling. *J Neurochem*, 75, 453–459.

Basser, P. J., Mattiello, J., Le Bihan, D. (1996). Diffusion tensor MR imaging of the human brain. *Radiology,* 201 (3), 637–648.

Bearden, C. E., Hoffman, K.M., Cannon, T. D. (2001). The neuropsychology and neuroanatomy of bipolar affective disorder: a critical review. *Bipolar Disord.*, 3, 06–150.

Bearden, C. E., Thompson, P. M., Dalwani, M., et al.(2007). Greater cortical gray matter density in lithium-treated patients with bipolar disorder. *Biol Psychiatry*
, 62(1), 7–16.

Beasley, C.L., Pennington, K., Behan, A., Wait, R., Dunn, M.J., Cotter, D. (2006). Proteomic analysis of the anterior cingulated cortex in the major psychiatric disorders: Evidence for disease-associated changes. *Proteomics,* 6(11), 3414-25.

Belliveau, J. W., Kennedy, D. N., Jr. McKinstry R. C., Buchbinder, B. R., Weisskoff, R. M., Cohen, M. S., Vevea, J. M., Brady, T. J., Rosen, B. R. (1991). Functional mapping of the human visual cortex by magnetic resonance imaging. *Science.,* 254(5032), 716-9.

Bertolino, A., Frye, M., Callicott, J.H., Mattay, V.S., Rakow, R., Shelton-Repella, J, Post, R., Weinberger, D.R. (2003). Neuronal pathology in the hippocampal area of patients with bipolar disorder: a study with proton magnetic resonance spectroscopic imaging. *Biol. Psychiatry*, 53,906–913.

Berrios, G. E. (1985 a). Depresive pseudodementia or melancolic dementia: a 19th century view. *J Neurol. Neurosurg. Psychiatry,* 48, 393-400.

Berrios, G. E. (1985 b). Positive and Negative Simptoms and Jackson: A Conceptual History. *Archives of General Psychiatry*, 42:95-97.

Berrios, G. E. (1996). The history of mental symptoms. Cambridge University Press.

Berrios, G. E. (1999). Towards a new descriptive psychopathology: A sine qua non for neurobiological research in psychiatry. *Brain research bulletin*, 50, 457-458.

Berrios, G. E., (2000). La etiología en psiquiatría: Psicopatología descriptiva: nuevas tendencias. Trotta (Eds). Madrid.

Berrios, G. E., Markova, I. S. (2002). The concept of neuropsychiatry. A historical overview. *Journal of Psychosomatic Research,* 53, 629-638.

Berrios, G. E. (2005, Noviembre). Terremotos y soñadores. *TDAH Journal*, 9. Recuperadol Julio 5, 2008. www.deficitdeatencionperu.org/berrios%20castellano.htm.

Bertolino, A., Callicott, J. H., Mattay, V.S., Weidenhammer, K. M., Rakow, R., Egan, M. F., Weinberger, D. R. (2001).The effect of treatment with antipsychotic drugs on brain N-acetylaspartate measures in patients with schizophrenia. *Biol Psychiatry*, 49, 39–46.

Bertolino, A., Frye, M., Callicott, J. H., Mattay, V. S., Rakow, R., Shelton-Repella, J., Post, R., Weinberger, D. R .(2003). Neuronal pathology in the hippocampal area of patients with bipolar disorder: a study with proton magnetic resonance spectroscopic imaging. *Biol Psychiatry*, 53, 906–913.

Beyer, J.L., Taylor, W. D., MacFall, J. R., et al. (2005). Cortical white matter microstructural abnormalities in bipolar disorder. *Neuropsychopharmacology,* 30(12), 2225–2229.

Blanca Mena, M. J. (2004). Alternativas de análisis estadístico en los diseños de medidas repetidas. *Psicothema,* 16 (3), 509-518.

Boes A. D. , McCormick L. M. , Coryell W. H. , Nopoulos P.(2007). Rostral anterior cingulate cortex volume correlates with depressed mood in normal healthy children. *Biol Psychiatry,* 63, 391–397

Botteron K. M. , Raichle M. E. , Drevets W. C. , Heath A. C. , Todd R. D. (2002). Volumetric reduction in left subgenual prefrontal cortex in early onset depression. *Biol Psychiatry,* 51, 342–344.

Bottomley P. A., Foster T. H., Leue W. M. (1984). In vivo Nuclear Magnetic Resonance Chemical Shift Imaging by Selective Irradiation. Proceedings of the National Academy of Sciences of the United States of America, 81 (21), 6856-6860.

Brambilla, P., Harenski, K., Nicoletti, M., Sassi, R. B., Mallinger, A. G., Frank, E., et al. (2001). Are amygdala values increased in bipolar disorder patients? *Bipolar Disord.,* 3, 28 .

Braus, D. F. , Ende, G. ,Weber-Fahr, W. (2002). Functioning and neuronal viability of the anterior cingulate neurons following antipsychotic treatment: MR-spectroscopic imaging in chronic schizophrenia. *Eur Neuropsychopharmacol,* 12 (2), 145-52.

Braus, D. F., Ende, G., Weber-Fahr, W., Demirakca, T, Henn, F. A. (2001). Favorable effect on neuronal viability in the anterior cingulate gyrus due to long-term treatment with atypical antipsychotics: an MRSI study. *Pharmacopsychiatry,* 34(6), 251-3.

Brissos, S., Dias, V. V., Carita, A. I., Martinez-Arán, A. (2008). Quality of life in bipolar type I disorder and schizophrenia in remission: clinical and neurocognitive correlates. *Psychiatry Res.,* 60 (1), 55-62.

Brown, E. M. (1994). French Psychiatry's Initial Reception of Bayle's Discovery of General Paresis of the Insane. *Bulletin of the History of Medicine*, 68, 235-253.

Bruhn, H., Stoppe, G., Staedt, J., Merboldt, K. D., Hanicke, W., Frahm, J. (1993). Quantitative proton MRS in 6i6o shows cerebral myo-inositol and choline to be unchanged in manicdepressive patients treated with lithium. *Proceedings of the Society of Magnetic Resonance in Medicine,*(abstract), 1543.

Buchanan, R. W., Valdar, K., Barta, P. E., Pearlson, G.D. (1998). Structural evaluation of the prefrontal cortex in schizophrenia. *Am. J. Psychiatry*, 155, 1049-55.

Buckley, P. F., Moore, C., Long, H., Larkin, C., Thompson, P., Mulvany, F., Redmond, O., Stack, J. P., Ennis, J. T., Waddington, J. L. (1994). 1H-magnetic resonance spectroscopy of the left temporal and frontal lobes in schizophrenia: clinical, neurodevelopmental, and cognitive correlates. *Biol. Psychiatry*, 36(12), 792-800.

Bush, G., et al. (1998). The counting Stroop: an interference task specialized for functional neuroimaging validation study with functional MRI. *Hum. Brain Mapp.*, 6, 270–282.

Bush G., Frazier J. A. , Rauch S. L. , Seidman L. J. , Whalen P. J. , Jenike M. A. , Rosen B. R. , Biederman J. (1999). Anterior cingulate cortex dysfunction in attention deficit/hyperactivity disorder revealed by fMRI and the counting Stroop. *Biol. Psychiatry,* 45, 1542–1552.

Braus, D. F., Ende, G., Weber-Fahr, W., Demirakca, T., Tost, H., Henn, F. A. (2002). Functioning and neuronal viability of the anterior cingulate neurons following antipsychotic treatment: MR-spectroscopic imaging in chronic schizophrenia. *Eur Neuropsychopharmacol.*, 12(2), 145-52.

Brugger S. , Davis J. M., Leucht S. , Stone J. M. (2011). Proton magnetic resonance spectroscopy and illness stage in schizophrenia--a systematic review and meta-analysis. *Biol Psychiatry*, 69(5), 495-503.

Campbell, S., Marriott, M., Nahmias, C., MacQueen, G. M. (2004). Lower hippocampal volume in patients suffering from depression: a meta-analysis. *Am. J. Psychiatry,* 161, 598–607.

Capizzano, A. A., Jorge, R. E., Acion, L. C., Robinson, R. G. (2007). In vivo proton magnetic resonance spectroscopy in patients with mood disorders: a technically oriented review. *J. Magn. Reson. Imaging,* 26(6), 1378-89.

Capizzano A. A.b, Nicoll Toscano J. L. , Ho B. C. (2011). Magnetic resonance spectroscopy of limbic structures displays metabolite differences in young unaffected relatives of schizophrenia probands. *Schizophr Res.* , (1-3):4-10.

Capri, S.(1994). Methods for evaluation of the direct and indirect costs of long-term schizophrenia. *Acta Psychiatr. Scand.*, 382, 80-3.

Castillo, M., Kwock, L., Mukherji, S. K. (1996). Clínical Applícations of Proton MR Spectroscopy. *AJNR* ,17, 1-15.

Castillo, M., Kwock, L., Scatliff, J., et al. (1998). Spectroscopy in neoplasic and non neoplasic disorders. *Magn. Res. Imaging. Clin. North. Am.*, 6, 1-20.

Castillo M. , Kwock L. , Courvoisie H. , Hooper S. R. (2000) Proton MR spectroscopy in children with bipolar affective disorder: preliminary observations. *AJNR Am J Neuroradiol.*, 21, 832-838.

Carter, C.S., et al. (1999). The contribution of the anterior cingulated cortex to executive processes in cognition. *Rev. Neurosci.*, 10, 49–57.

Chakos, M. H., Lieberman, J.A., Bilder, R.M., Borenstein, M., Lerner, G,. Bogerts, B., Wu, H., Kinon, B., Ashtari, M. (1994). Increase in caudate nuclei volumes of first-episode schizophrenic patients taking antipsychotic drugs. *American Journal of Psychiatry.* 151, 1430–1436.

Chang, K., Adleman, N., Dienes, K., Barnea-Goraly, N. (2008). Decreased N-Acetylaspartate in children with familial bipolar disorder. *Biological Psychiatry*, 53 (11), 1059 - 1065.

Cecil, K.M.(2000). Tecnical aspects of performing and interpreting Proton MR spectroscopy. En *Annual Meeting of the american Society of Neuro radiology. Abril 2000.* Atlanta.

Cecil, K.M., DelBello, M. P., Morey, R., Strakowski, S.M.(2002). Frontal lobe differences in bipolar disorder as determined by proton MR spectroscopy. *Bipolar Disord.*, 4,357–365.

Cohen R. A. , Kaplan R. F. , Moser D. J. , Jenkins M. A., Wilkinson H. (1999). Impairments of attention after cingulotomy. *Neurology*, 53, 819–824.

Conmack , A.M. (1963). Representation of a function by its line integrals, with some radiological applications. *J Appl Phys,* 34, 2722-7.

Corson, P.W., Nopulos, P., Millar, D.D., Andreasen, N.C. (1999). Change in basal ganguea volume over two years in patines with schizophrenia: Typical versus atypicalneuroleptics. *Am. Psychiatry*, 156, 1200-4.

Cotter, D., Mackay, D., Landau, S., Kerwin, R., Everall, I.(2001). Reduced glial cell density and neuronal size in the anterior cingulate cortex in major depressive disorder. *Arch. Gen. Psychiatry,* 58, 545–553.

Cotter, D. R., Pariante, C.M., Rajkowska, G.(2002). Glial pathology and major psychiatric disorders, in the Postmortem Brain in Psychiatric Research. Agam, G., Everall, I.P., Belmaker, R.H. (Eds). Boston.

Coyle, J.T., Schwarcz, R. (2000). Mind glue: implications of glial cell biology for psychiatry. *Arch Gen Psychiatry*, 57, 90–93.

Crespo Facorro, B., Kim, J.J., Andreasen, N.C., O´Leary, D., Magnotta, V. (2000). Region Frontal Abnormalities in schizophrenia. A cuantitative grey matter volumen and cortical surface size study. *Biol. Psychiatry*, 48, 110-9. 2000.

Cox, R. W. (1996). AFNI: Software for analysisand visualizationof functional Magnetic. *Resonance Neuroimages Computers and Biomedical research*, 29, 162-173.

Dager, S. R., Layton, M. E, Strauss, W., Richards, T.L., Heide , A., Friedman, S.D., Artru, A.A., Hayes, C,E, Posse, S. (1999). Human brain metabolic response to caffeine and the effects of tolerance. *Am. J. Psychiatry1999*, 156,229– 237.

Dager, S.R., Oskin, N.M., Richards, T.L., Posse, S. (2008). Reserch applications of magnetic resonance spectroscopy (MRS) to investigate psychiatric disorders. *Top Magn. Reson.Imaging,* 19(2), 81-96.

Davanzo P. , Yue K. , Thomas M. A. (2003). Proton magnetic resonance spectroscopy of bipolar disorder versus intermittent explosive disorder in children and adolescents. *Am J Psychiatry,* 160, 1442-1452.

Davanzo, P., Thomas, M. A., Yue, K., et al. (2001). Decreased anterior cingulate myo-inositol/creatinine spectroscopy , resonance with lithium treatment in children with bipoalr disorder . *Neuropsychiopharmacology* , 24, 359-369.

Deicken, R. F., Zhou, L., Schuff, N., Weiner, M.W. (1997). Proton magnetic resonance spectroscopy of the anterior cingulate region in schizophrenia. *Schizophr. Res.*, 27(1), 65-7.

DeLisi, L. E. (2005). Current concepts in schizophrenia research: advancing progress towards understanding etiology and new treatments in year 2004. *Curr Opin Psychiatry,* 18(2), 109-10.

DeLisi, L.E. (2008). The concept of progressive brain change in schizophrenia: implications for understanding schizophrenia. *Schizophr. Bull.* , 34, 312–321.

Devinsky, O., et al. (1995). Contributions of anterior cingulate cortex to behaviour. *Brain* 118, 279–306.

Domino, E.F., Nasrallah, H.A., Pettegrew, J.W. (1995). Proton MRS of choline in brain and red blood cells: effects of lithium therapy. NMR Spectroscopy in Psychiatric Brain Disorders. *American Psychiatric Press, Washington, D.C. ,*199-212.

Dragovic, M., Hammond, G., (2005). Handedness in schizophrenia: aquantitative review of evidence. *Acta Psychiatrica Scandinavica* 111, 410–419.

Drevets, W. C., Price, J.L., Simpson, J.R., Todd, R.D., Reich, T., Vannier, M. (1997). Subgenual prefrontal cortex abnormalities in mood disorders. *Nature,* 386, 824-827.

Drevets, W.C., Raichle , M.E. (1998). Reciprocal suppression of regional cerebral blood flow during emotional versus higher cognitive processes: implications for interactions between emotion and cognition. *Cognition Emotion*, 12, 353–385.

Eastwood, S.L., Harrison, P. J. (2001).. Synaptic pathology in the anterior cingulate cortex in schizophrenia and mood disorders. *Brain Res. Bull.* , 55(5), 569-78.

Ende, G., Braus, D. F., Walter, S., Weber-Fahr, W. (2000). Effects of age, medication, and illness duration on the N-acetyl aspartate signal of the anterior cingulate region in schizophrenia. *Schizophr. Res.*, 41(3), 389-95.

Ende, G., Walter, S., Welzel, H., Demirakca, T., Wokrina, T., Ruf, M., Ulrich, M., Diehl, A., Henn, F.A., Mann, K. (2006). Alcohol consumption significantly influences the MR signal of frontalcholine-containing compounds. *Neuroimage,* 32,740–746.

Ellison-Wright, I., Glahn, D., Laird, A., Thelen ,S., Bullmore, E. (2008). The Anatomy of First-Episode and Chronic Schizophrenia: An Anatomical Likelihood Estimation Meta-Analysis. *Am. J. Psychiatry*, 165, 1015-1023.

Ellison-Wright, I., Bullmore, E. (2010). Anatomy of bipolar disorder and schizophrenia: a metaanalysis. *Schizophr Res.*, 117 (1), 1-12.

Ernst, T., Chang, L., 1996. Elimination of artifacts in short echo time H MR spectroscopy of the frontal lobe. *Magn. Reson. Med.*, 36 (3), 462 – 468.

Fagiolo, G. , Waldman, A., Hajnal, J. V. (2008). A simple procedure to improve FMRIb Software Library Brain Extraction Tool performance. *Br J Radiol.*, 81(963), 250-1.

Fannon, D., Simmons, A., Tennakoon, L., O'Céallaigh, S., Sumich, A., Doku, V., Shew, C., Sharma, T. (2003). Selective deficit of hippocampal N-acetylaspartate in antipsychotic-naive patients with schizophrenia. *Biol. Psychiatry.* , 54 (6), 587-98.

Farrow,T.F., Whitford, T.J., Williams, L.M., Gomes, L., Harris, A.W. (2005). Diagnosis-related regional gray matter loss over two years in first episode schizophrenia and bipolar disorder. *Biol Psychiatry.* , 58 (9). 713-23.

Fenton, W.S., Hibbeln, J. Knable, M. (1999). Essential fatty acids, lipid membrane abnormalities and the diagnosis and treatment of schizophrenia. *Biol. Psychiatry.* , 47, 8–21 .

Figueroa, R., Harenski, K., Nicoletti, M., Brambilla, P., Mallinger, A.G., Frank, E., et al. (2000). Dorsolateral prefrontal cortex abnormalities in bipolar disorder: possible effects of lithium treatment? . *Biol. Psychiatry.* 47,103S–104 .

Flaum, M., Swayze, V. W., O'Leary D. S., Yuh W. T., Ehrhardt J. C., Arndt S. V., Andreasen N.C. (1995). Effects of diagnosis, laterality, and gender on brain morphology in schizophrenia. *Am. J. Psychiatry,* 152, 704-714.

Fornito, A., Yücel, M., Pantelis, C. (2009). Reconciling neuroimaging and neuropathological findings in schizophrenia and bipolar disorder. *Curr. Opin. Psychiatry,* 22(3), 312-9.

Fornito, A., Yücel, M., Dean, B.,Wood, S. J, Pantelis, C. (2009). Anatomical abnormalities of the anterior cingulate cortex in schizophrenia: bridging the gap between neuroimaging and neuropathology. *Schizophr. Bull.* , 35 (5), 973-93.

Frangou, S. , Williams, S. C. (1996). Magnetic resonance spectroscopy in psychiatry: basic principles and applications. British Medical Bulletin, 2, 74-485.

Frank, R. G. Harvey and the Oxford Physiologists. University of California Press. Berkeley, 167.

Frankle, G. W. , Slifstein, M. , Peter, S., Talbot , Laruelle, M. (2005). A review on brain-imaging applications of SPECT. Neuroreceptor Imaging in Psychiatry: Theory and Applications. *International Review of Neurobiology*, 67, 385–440.

Frey, B. N., Stanley, J. A., Nery, F. G., Monkul, E. S., Nicoletti, M. A., Chen, H.H., Hatch, J.P., Caetano, S.C., Ortiz, O., Kapczinski, F., Soares, J.C. (2007). Metabolism in the left dorsolateral prefrontal cortex of medication-free individuals with bipolar disorder: an in vivo 1H MRS study. *Bipolar Disord.* , 9,119-27.

Friedman, S.D., Brooks, W.M., Jung, R.E., Chiulli, S.J., Sloan, J.H., Montoya, B.T., Hart, B.L., Yeo, R. A., (1999). Quantitative proton MRS predicts outcome after traumatic brain injury. *Neurology.* 52, 1384–1391.

Fujimoto, T., Nakano, T., Takano, T., Takeuchi, K., Yamada, K., Fukuzako, T., Akimoto, H. (1996). Proton magnetic resonance spectroscopy of basal ganglia in chronic schizophrenia. *Biol. Psichiatry* , 40 (1), 14-8.

Fukuzako, H., Takeuchi, K., Hokazono, T., Fukuzako, T., Yamada, K., Hashiguchi, T., Obo, Y., Ueyama, K., Takigawa, M., Fujimoto, T. (1995). Proton magnetic resonance spectroscopy of the left medial temporal and frontal lobes in chronic schizophrenia: preliminary report. *Psychiatry Research* , 61(4), 193-200.

García Segura, J. M. (1991).Espectroscopia in vivo por resonancia magnética nuclear. EUDEMA (Eds). Madrid .

Gin, S. M., Valenzuela, M., Wen, W., Sachdef, P. (2002). Magnetic resonante spectroscopi and its applications in psichiatry. *Australian and New Zeland Journal of Psychiatry*, 36, 31-43.

Gray H. (2004). The Anatomical Basis of Medicine and Surgery, (39th edition). Reino Unido. Churchill-Livingstone editores.

Guiraud, P. (1950). Psychiatrie Generale. Paris. *Le François*,165.

Gur, R. E., Cowell, P.E., Latshaw, A., Turestky, B.I., Grossman, R.I., Ardnol, S.E., et al. (2000). Reduced dorsal and orbital prefrontal grey matter volumes in schizophrenia. *Arch. Gen. Psychiatry*, 57, 761-8.

Gur, R.E., Keshavan, M.S., Lawrie, S.M., (2007). Deconstructing psychosis with human brain imaging. Schizophr. Bull. 33, 921–931.

Hartley, D. (1834). Observations on man, his frame, his duty and his expectations. Thomas Tegg and son. (Eds). London .

Haug, J.O. (1962). Pneumoencephalographic studies in mental disease. *Acta psychiatrica Scandinavica,* 38, 1-11.

Haznedar, M.M., Roversi, F., Pallanti, S., et al. (2005). Fronto-thalamo-striatal gray and white matter volumes and anisotropy of their connections in bipolar spectrum illnesses. *Biol. Psychiatry,* 57(7), 733–742.

Herman Gabor, T. (2009). Fundamentals of Computerized Tomography: Image Reconstruction from Projections. Springer Sciences and busines media. (Eds) .

Hirayasu, Y, Tanaka, S., Shenton, M.E., et al. (2001). Prefrontal gray matter volume reduction in first episode schizophrenia. *Cereb. Cortex*. 11, 374–381.

Hoang, T. Q., Bluml, S., Dubowitz, D. J., Motas, R., Kopyov, O., Jacques, D., Ross, B. D., Phil, D. (1998). Quantitative proton-decoupled 31P MRS and 1H MRS in the evaluation of Huntington's and Parkinson's diseases. *Neurology*, 50, 1033-1040.

Hollingshead, A., Redlich, F. (1953). Social Stratification and Psychiatric Disorders. *American Sociological Review*, 12, 163-169.

Honea, R., Crow, T. J., Passingham, D., Mackay, C. E. (2005). Regional Deficits in Brain Volume in Schizophrenia: A Meta-Analysis of Voxel-Based Morphometry Studies. *M. J. Psychiatry,* 162, 2233–2245.

Hope, P.L., Costello, A. M. (1984). Cerebral energy metabolism studied with Phosphorus NMR spectroscopy in normal and birth asphixiated infants. *Lancet*, 366-370.

Hoptman, M.J., Volavka, J., Johnson, G., Weiss, E., Bilder, R.M., Lim, K.O. (2005). Frontal white matter microstructure, aggression, and impulsivity in men with schizophrenia: a preliminary study. *Biol. Psychiatry*, 52 (1), 9–14.

Hounsfield, G.N. (1973). Computerized transverse axial scanning tomography: Part 1. Description of system. *Br J Radiol*, 46, 016-1022.

Huppi, P.S., Posse, S., Lazeyras, F., Burri, R., Bossi, E., Herschkowitz, N. (1991). Magnetic resonance in pretermand term newborns: 1H-spectroscopy in developing human brain. *Pediatr. Res.*, 30, 574–578.

Ido, T., Wan, C.N. , Casella, V. , Folwer, J.S., Wolf A.P., Reivich, M., Kuhl , D.E. (1978). Labeled 2-deoxy-D-glucose analogs. -labeled 2-deoxy-2-fluoro-D-glucose, 2-deoxy-2-fluoro-D-mannose and C-14-2-deoxy-2-fluoro-D-glucose. *The Journal of Labelled Compounds and Radiopharmaceuticals.* 14, 175-182.

Jackson, J. H. (1894). The Factors of Insanities. *Medical Press and Circular* 615-623.

Ishimori Y., Kimura H., Matsuda T., Uematsu H., Ishida T, Fukuya Y., Kita A. (2003). Dynamic Contrast-enhanced T1 Measuring MRI Using Variable Flip Angle SPGR Jpn J Radiol Technol, 59 (12), 1535-1541

Jacobi, W., Winkler, H. (1927) .Encephalographische studien auf chronischen schizophrenen. *Archiv für Psychiatrie und Nervenkrankheiten*, 81, 299-332.

Jansen, J.F., Backes, W.H., Nicolay, K., Kooi, M.E. (2006). 1H MR spectroscopy of the brain: absolute quantification of metabolites. *Radiology,* 240, 318–332.

Jenkinson, M., Pechaud, M., Smith, S.M. (2005). BET2: MR-based estimation of brain, skull and scalp surfaces. *In Eleventh Annual Meeting of the Organization for Human Brain Mappin.*

Jeste, D.V., Lohr, J.B., Goodwin, F.K. (1998). Neuroanatomical studies of major affective disorders. *Br. J. Psychiatry.* 153, 444.

Jessen, F., Scherk, H., Träber, F., Theyson, S., Berning, J., Tepest, R. (20006). Proton magnetic resonance spectroscopy in subjects at risk for schizophrenia. *Schizophrenia Research,* 87,81–88.

Kanaan, R.A., Kim, J.S., Kaufmann, W.E., Pearl, G.D., Barker, G.J., McGuire, P.K. (2005). Diffusion tensor imaging in schizophrenia. *Biol Psychiatry* , 58 (12), 921–929.

Kato, T., Hamakawa, H., Shioiri, T., Murashita, J., Takahashi, Y., Takahashi, S., Inubushi, T. (1996). Choline-containing compounds detected by proton magnetic resonance spectroscopy in the basal ganglia in bipolar disorder. *J. Psychiatry Neurosci* ., 21, 248–254.

Katsel, P., Davis, K.L., Haroutunian, V. (2005). Variations in myelin and oligodendrocyte related gene expression across multiple brain regions in schizophrenia: a gene ontology study. *Schizophr Res* .79, 157–173.

Kegeles, L.S., Humaran, T.J. (1998). In vivo neurochemistry of the brain in schizophrenia as a revealed by magnetic resonante spectroscopy. *Biological Psychiatry.* , 44,382-398.

Kempton, M.J., Geddes, J.R, Ettinger, U., Williams, S.C, Grasby, P.M. (2008). Meta-analysis, database, and meta-regression of 98 structural imaging studies in bipolar disorder. Arch Gen Psychiatry, 65(9), 1017–1032.

Kennard, M.A. (1954). Effect of bilateral ablation of cingulate area on behaviour of cats. *J. Neurophysiol.*, 18, 159–169.

Keshavan, M.S., Anderso, S., Pettergrew, J.V. (1994). Is Schizophrenia due to excessive synaptic pruning in the prefrontal cortex? The Feinberg hypothesis revisited. *Journal of Psychiatric Research*, 28 (3) 239-265.

Khalil, C., Hancart, C., Le Thuc, V., Chantelot, C., Chechin, D., Cotton, A. (2008). Diffusion tensor imaging and tractography of the median nerve in carpal tunnel syndrome: preliminary results. *Eur. Radiol.*, 18(10), 2283-91.

Kline, R.B. (2004). Beyond significance testing: reforming data analysis methods in behavioral research. Washington, D.C., American Psychological Association.

Knaap, M.S., Grond, J., Rijen, P.C., Faber, J.A., Valk, J., Willemse, K. (1990). Age-dependent changes in localized proton and phosphorus MR spectroscopy of the brain. *Radiology,* 176, 509–515.

Konick, L.C., Friedman, L. (2001). Metaanalysis of thalamic size in schizophrenia. *Biol Psychiatry*, 49, 28–38.

Kokmen, E., Beard, C.M., O'Brien, P. C., Oxfford, K. ,Kurland, L.T. (1993). Is the incidence of dementing illness changing? A 25 year timetrend study in Rochester . *Neurology*, 43,1887-1892.

Kraepelin, E. (1921), (reissued 2002). Manic-Depressive Insanity and Paranoia. Thoemmes Continuum (Eds) Bristol.

Kuhl, J., Kazen, M. (1999). Volitional facilitation of difficult intentions: joint activation of intention, memory and positive affect removes stroop interference. *Jexp. Psychol.Gen.,* 128, 382-399.

Kyriakopoulos, M., Frangou, S. (2007). Pathophysiology of early onset schizophrenia. *International Review of Psychiatry,* 19(4), 315–324.

Lafer, B., Renshaw, P.F., Sachs, G., Christensen, J.D., Yurgelun-Todd, D., Stoll, A.L., Rosenbaum, J.F., Cohen, B.M. (1994). Proton MRS of the basal ganglia in bipolar patients. *Biol. Psychiatry* (abstract), 35, 68- 60.

Lanczik, M. (1998). Der Breslauer Psychiater Carl Wermicke. Sigmaringen: Jan Thorbecke.

Lawrie, S.M., Abukmeil, S.S. (1998). Brain abnormality in schizophrenia: a systematic and cuantitative review of volumetricmegnetic resonance imaging studies. *Br. J .Psychiatry, 172*, 110-20.

Lawrie, S. M., Weinberger, D. R., Johnstone, E. C. (25 Nov 2004). Schizofrenia: from neuroimaging to neuroscience. *OUP Oxford* .

Lawrie, S.M., McIntosh, A.M., Hall, J., Owens, D.G., Johnstone, E.C. (2008). Brain structure and function changes during the development of schizophrenia: the evidence from stud- ies of subjects at increased genetic risk. *Schizophr. Bull.*, 34(2), 330–340.

Lee, G., Lingsch, C., Lyttle, P.T., Martin, K. (1974). Lithium treatment strongly inhibits choline transport in human erythrocytes. British Journal of Clinical Pharmacology, 1, 365-370.

Lewis, D.A, Lieberman, J.A. (2000) . Catching up on schizophrenia: natural history and neurobiology. *Neuron.* , 28, 325–334.

Lichtenstein, P., Yip, B., Björk, C., Pawitan, Y., Cannon, T., Sullivan P., Hultman, C. (2009). Common genetic determinants of schizophrenia and bipolar disorder in Swedish families: a population-based study. *The Lancet*, 373, 234-239.

Lim, K.O., Ardekani, B.A, Nierenberg, J., Butler, P.D., Javitt, D.C., Hoptman, M.J. (2006). Voxelwise correlational analyses of white matter integrity in multiple cognitive domains in schizophrenia. *Am. J. Psychiatry*,163 (11), 2008–2010.

Lindström, E. (1996). The hidden cost of schizophrenia. *J. Drug. Dev. Clin. Pract.*, 7, 281-8.

Lyoo, I.K. , Lee, H.K., Jung , J. H., Noam, G.G., Renshaw, P.F. (2002). White matter hyperintensities on magnetic resonance imaging of the brain in children with psychiatric disorders. *Compr. Psychiatry*, 43(5), 361–368.

Macqueen, G. M. (2010). Will there be a role for neuroimaging in clinical psychiatry?. *J . Psychiatry Neurosci.*, 35(5), 291-3.

Maestú Unturbe, F., Ríos Lago, M., Cabestrero Alonso, R. (2007). Neuroimagen. Técnicas y procesos cognitivos. Masson (Eds). Barcelona.

Malhi, G.S., Lagopoulos, J., Sachdev, P.S., Ivanovski, B., Shnier, R. (2005). An emotional Stroop functional MRI study of euthymic bipolar disorder. *Bipolar. Disord.*, 7, 58–69.

Malhi, G.S., Ivanovski, B., Wen, W., Lagopoulos, J., Moss, K., Sachdev, P. (2007). Measuring mania metabolites: a longitudinal proton spectroscopy study of hypomania. *Acta Psychiatr. Scand .*, 434, 57-66.

Manoach, D.S. (2003). Prefrontal cortex dysfunction during working memory performance in schizophrenia: reconciling discrepant findings. *Schizophr. Res.*, 60(2–3), 285–298.

Martí-Climent, J.M., Prieto, E., López Lafuente, J., Arbizu, J. (2010). Neuroimaging: technical aspects and practice. *Rev. Esp. Med. Nucl.,* 29(4), 189-210.

Matsumoto, H., Simmons, A., Williams, S., Pipe, R., Murray, R., Frangou, S. (2001). Structural magnetic imaging of the hippocampus in early onset schizophrenia . *Biol Psychyatry,* 49, 824-31.

Mcarley, R.W., Wible, G.C., Frumin, M., Hirayasu, Y., Levitt, J.J., et al. (1999). MRI Anatomy of schizophrenia. *Biol. Psychiatry*, 45, 1099-119.

McDonald, C., Zanelli, J., Rabe-Hesketh, S., et al. (2004). Metaanalysis of magnetic resonance imaging brain morphometry studies in bipolar disorder. *Biol. Psychiatry.*, 56, 411–417.

McIntosh, A.M., Whalley, H.C., McKirdy, J., et al. (2008). Prefrontal function and activation in bipolar disorder and schizophrenia. *Am. J. Psychiatry*, 165(3), 378–384.

McLean, P. D. (1989). The triune brain evolution. Plenum (Eds). New York .

McLean, P.D. (1992). The limbic system concept. The Temporal Lobes and the Limbic System. Bolwig (Eds). Wrightson Biomedical Publishing. Londres, 1-13.

Meduri, M., Bramanti, P., Ielitro, G., Favaloro, A., Milardi, D., Cutroneo, G., Muscatello, M.R., Bruno, A., Micò, U., Pandolfo, G., La Torre, D., Vaccarino, G., Anastasi, G. (2010). Morphometrical and morphological analysis of lateral ventricles in schizophrenia patients versus healthy controls. *Psychiatry. Res.*, 183(1), 52-8.

Mega, M.S., Cummings, J. L. (1994). Frontal-subcortical circuits and neuropsychiatric disorders. *J Neuropsychiatry Clin. Neurosci.*, 6, 358-370 .

Meisenzahl, E.M., Koutsouleris, N., Bottlender, R., et al. (2008). Structural brain alterations at different stages of schizophrenia: a voxel-based morphometric study. *Schizophr. Res.*, 104 (1–3), 44–60.

Monakow, C., Von Mourgue, R. (1928) Introduction Biologique a L'Etude de la Neurologie et de la Psychopathologie. Alcan (Eds). Paris.

Michael N. , Erfurth A. , Pfleiderer B.(2009). Elevated metabolites within dorsolateral prefrontal cortex in rapid cycling bipolar disorder. *Psychiatry Res,* 172 (1), 78-81.

Montz, R., Jiménez, A., Coullaut, J., López-ibor, J. J., Carreras, J.L. (2002). Neurología y psiquiatría. *Med. Nuclear,* 21 (5), 370-386.

Moller, H.J. (2003). Bipolar disorder and schizophrenia: distinct illnesses or a continuum?. *J. Clin. Psychiatry*, 64 (6), 23–27.

Moore, C., Breeze, J.L., Gruber, S., Babb, S., Frederick, B., Villafuerte, R., et al. (2000). Choline, myo-inositol and mood in bipolar disorder: a proton magnetic resonance spectroscopic imaging study of the anterior cingulated cortex. *Bipolar Disord.*, 2, 207–216.

Mora, F. (1994). Diccionario de neurociencias. Alianza (Eds). Madrid

Moreno D., Burdalo, M., Reig S., Parellada M., Zabala A., Desco M., Baca-Baldomero E., Arango C. (2005). Structural neuroimaging in adolescents with a first psychotic episode. *Journal of the Academy of Child and Adolescent Psychiatry*, 44 (11), 1151–1157.

Moseley, M., Cohen, Y., Kucharczyk, J., Mintorovitch, J., Asgari, H. S., Wendland, M. F., Tsuruda, J., Norman, D. (1990). Diffusion-weighted MR imaging of anisotropic water diffusion in cat central nervous system. *Radiology,* 176 (2), 439–45.

Moskvina, V., Craddock, N., Holmans, P., Nikolov, I., Pahwa, J.S., Green, E. (2009). Gene-wide analyses of genome- wide association data sets: evidence for multiple common risk alleles for schizophrenia and bipolar disordeer and for overlap in genetic risk. *Mol. Psychiatry,* 14(3), 252-60.

Nasrallah, H.A., Olson, S. C., Schwarzkopf, S. B. (Dec 10-15, 1990). Diminished brain volume in Bipolar disorder. *Annual meeting of the American collage of Neuropsychopharmacology.*

Neale, J.H., Bzdega, T., Wroblewska, B. (2000). N-Acetylaspartylglutamate: the most abundant peptide neurotransmitter in the mammalian central nervous system. *J Neurochem.,* 75, 443–452.

Nelson, M. D., Saykin, A. J., Flashman, L. A., Riordan, H.J. (1998). Hippocampal volume reduction in schizophrenia as assessed by magnetic resonance imaging: a meta-analytic study. *Arch. Gen. Psychiatry.,* 55(5):433-40.

Nopoulos, P., Flaum, M., Andreasen, N. C. (1997). Sex differences in brain morphology in schizophrenia. *Am J Psychiatry,* 154 (12), 1648-54.

Ogawa, S., Lee, T.M., Nayak, A.S., Glynn, P. (1990). Oxygenation-sensitive contrast in magnetic resonance image of rodent brain at high magnetic fields. *Magn. Reson. Med.,* 14 (1), 68-78.

Ohara, K., Isoda, H., Suzuki, Y., Takehara, Y., Ochiai, M., Takeda, H., Igarashi, Y., Ohara, K. (1998) Proton magnetic resonance spectroscopy of the lenticular nuclei in bipolar I affective disorder. *Psychiatry Res.,* 84, 55–60

Olson, S.C., Bogerts, B., Coffman, J.A., et al. (1990). Medial-temporal and ventricular abnormalities by MRI: Comparing mayor psychoses. *Biol. Psychiatry*, 27, 59-60.

O'Neill, J., Levitt, J., Caplan, R., Asarnow, R. (2004).1H MRSI evidence of metabolic abnormalities in childhood-onset schizophrenia. *Neuroimage*, 21(4), 1781-9.

Olvera, R.L., Caetano, S. C., Fonseca, M., Nicoletti, M., Stanley, J.A., Chen, HH, Hatch JP, Hunter K, Pliszka SR, Soares JC. (2007). Low levels of N-acetyl aspartate in the left dorsolateral prefrontal cortex of pediatric bipolar patients. *J. Child. Adolesc. Psychopharmacol.*, 17(6), 899-900.

Ongur, D., Drevets, W.C., Price, J.L. (1998). Glial reduction in the subgenual prefrontal cortex in mood disorders. *Proc Natl Acad Sci USA*, 95, 13290-13295.

Owen, M.J., O'Donovan, M.C. (2009). Gene-wide analyses of genome-wide association data sets: evidence for multiple common risk alleles for schizophrenia and bipolar disorder and for overlap in genetic risk. *Mol. Psychiatry,* 14, 252–260.

Papez J. (1937). A proposed mechanism of emotion .*Arch neurol. Psychiatry*, 38, 725-743.

Palomo, T. (2002). Neuroimagen en psiquiatría. Fundación cerebro y mente. (Eds) Madrid

Patel, N.C., DelBello, M.P., Cecil, K.M., Stanford, K.E., Adler, C.M., Strakowski, S.M. (2008) Temporal change in N-acetyl-aspartate concentrations in adolescents with bipolar depression treated with lithium. *J. Child. Adolesc. Psychopharmacol.*, 18(2), 132-9.

PET Scan Info. (2011). Recuperado el 21 de febrero, 2011, de http://www.petscaninfo.com/zportal/portals/phys/petct/history.

Picard, N., Strick , P.L. (1996). Motor areas of the medial wall: a review of their location and functional activation. *Cereb. Cortex* 6, 342–353.

Pizzini, F., Belgranello, A., Piovan, E. (2003). DW and DT MR brain imaging: principles and applications. *Revista di Neuroradiologia*, 16, 207-20.

Post, R.M. (1999). Comparative pharmacology of bipolar disorder and schizophrenia. *Schizophr. Res.*,39, 153 – 158.

Qureshi, S., Frangou, S. (2002). The neurobiology of bipolar disorder. J. *Affect. Disord.* 72, 209–226.

Raichle, M.E. (2000). A brief history of human functional brain mapping. Brain mapping: The systems (Eds). Academia press. New York . 33-75

Raijkowska, G., Halaris, A., Selemon, L. D. (2001). Reductions in neuronal and glial density characterize the dorsolateral prefrontal cortex in bipolar disorder. *Biological Psychitry*, 49, 741-752.

Rasgon N. L. , Thomas M. A. , Guze B. H. , Fairbanks L. A. , Yue K. , Curran J. G. , Rapkin A. J.(2001). Menstrual cycle-related brain metabolite changes using 1H magnetic resonance spectroscopy in premenopausal women: a pilot study. *Psychiatry Res.* ,106 (1), 47-57.

Reber, A.S. (1995). The Penguin dictionary of psychology. Penguin books (Eds). Londres.

Reid, M. A., Stoeckel, L. E., White, D.M., Avsar, K.B., Bolding, M.S., Akella, N. S., Knowlton, R.C., Hollander, J.A., Lahti, A. C. (2010). Assessments of Function and Biochemistry of the Anterior Cingulate Cortex. *Schizophrenia. Biol Psychiatry*, 68 (7), 625-33.

Rossi, A., Stratta, P., Michele, V. (1989). A computerized tomographic study in patients with depressive disorder: a comparison with schizophrenic patients and controls. *Acta Psychiatr. Belg.,* 89 (1-2), 56-61.

Sax, K.W., Strawkoski, S.M., Zimmerman, M. E., DelBello, M. P., Keck, P.E., Hawkins JM. (1999). Frontosubcortical neuroanatomy and the continuous performace test in manis. *AM. J. Psychatry,* 156, 139-141.

Selemon, L.D., Lidow, M.S., Goldman-Rakic, P. S. (1999). Increased volume and glial density in primate prefrontal cortex associated with chronic antipsychotic drug exposure. *Biol. Psychiatry*, 46, 161–172.

Scherk, H., Falkai, P. (2006). Effects of antipsychotics on brain structure. *Curr. Opin. Psychiatry,* 19 (2), 145-50.

Scherk H. , Backens M., Schneider-Axmann T., Usher J., Kemmer C., Reith W., Falkai P., Gruber O. (2009). Cortical neurochemistry in euthymic patients with bipolar I disorder. *World J Biol Psychiatry,* 10 (4), 285-94.

Segall, J.M., Turner, J.A., van, Erp, T.G., White, T., Bockholt, H.J., Gollub, R.L., Ho, B.C., Magnotta, V., Jung, R.E., McCarley, R.W., Schulz, S.C., Lauriello, J., Clark, V.P., Voyvodic, J.T., Diaz, M.T., Calhoun, V.D. (2009). Voxel-based morphometric multisite collaborative study on schizophrenia. *Schizophr. Bull.* 35, 82–95.

Shahana N. , Delbello M. , Chu W. J. , Jarvis K. , Fleck D. , Welge J. , Strakowski S. , Adler C. (2011). Neurochemical alteration in the caudate: implications for the pathophysiology of bipolar disorder. *Psychiatry Res.,* 193(2), 107-12.

Sharma R., Venkatasubramanian P. N. , Bárány M. , Davis J. M. (1992). Proton magnetic resonance spectroscopy of the brain in schizophrenic and affective patients. *Schizophr Res. 1992*, 8(1), 43-9.

Shenton, M. E., Dickey, C.C., Frumin, M., McCarley, R. W. (2001). A review of MRI findings in schizophrenia. *Schizophr. Res.*,49,1–52.

Silverstone, P. H., Wu, R. H., O'Donnell, T., Ulrich, M., Asghar, S. J., Hanstock, C. C. (2003). Chronic treatment with lithium, but notsodium valproate, increases cortical N-acetyl-aspartate concentrations in euthymic bipolar patients. *Int Clin Psychopharmacol.*, 18, 73–79.

Smith, S.M., Brady, J. M. (1997). SUSAN- A new approach to low level image processing. International *Journal of Computer Vision,* 23(1), 45.

Smith, S.M. (2002). Fast robust automated brain extraction. *Human Brain Mapping,* 17(3),143-155.

Soares, J.C., Boada, F., Spencer, S., Wells, K.F., Mallinger, A. G., Frank, E., Gershon, S., Kupfer, D.J., Keshavan, M. S. (1999). NAA and choline measures in the anterior cingulate of bipolar disorder patients. *Biol Psychiatry* , (abstract), 45, 119.

Soares, J. C. (2002). Can brain-imaging studies provide a mood stabilizer signature?. *Molecular Psychiatry*, 7, 64–70.

Spitzer, R. L. , Williams, J. B., Gibbon, M., First, M.B. The Structured Clinical Interview for DSM-III-R (SCID). I: History, rationale, and description. *Arch. Gen. Psychiatry*, 49(8), 624-9.

Stark, A. K., Uylings, H. B., Sanz-Arigita, E., Pakkenberg, B. (2004). Glial cell loss in the anterior cingulate cortex, a subregion of the prefrontal cortex, in subjects with schizophrenia. *Am J Psychiatry*, 161(5), 882-8.

StataCorp. (2009). *Stata Statistical Software: Release 11*. College Station, TX: StataCorp LP.

Steen, R.G., Hamer, R. M., Lieberman, J. A. (2005). Measurement of brain metabolites by 1H magnetic resonance spectroscopy in patients with schizophrenia: a systematic review and metaanalysis. *Neuropsychopharmacology,* 30, 1949–1962.

Steen, R.G. , Mull C., Mcclure, R., Hamer, R. M., Lieberman, J. A. (2006). Brain volume in first-episode schizophreniaystematic review and metaanalysis of magnetic resonance imaging studies. *The British Journal of Psychiatry*, 188, 510-518.

Stoll, A.L., Renshaw, P.F., Sachs, G.S., Guimaraes, A.R., Miller, C., Cohen, B.M., Lafer, B., Gonzalez, R.G. (1992). The human brain resonance of choline-containing compounds is similar in patients receiving lithium treatment and control subjects: an in vivo proton magnetic resonance spectroscopy study. *Biological Psychiatry*, 32, 944-949.

Strakowski, S. M., Wilson, D. R., Tohen, M., Woods, B. T., Douglas, A. W., Stoll, A. L. (1993). Structural brain anormalities in first episode mania. *Biol Psychiatry*, 33, 602.

Strakowski, S. M., DelBello, M. P., Sax, K. W., Zimmerman, M. E., Shear, P. K., Hawkins, J. M. (1999). Brain magnetic resonance imaging of structural abnormalities in bipolar disorder. *Arch Gen Psychiatry*, 56, 254–260.

Strakowski, S. M., DelBello, M. P., Adler, C., Cecil, D. M., Sax, K. W. (2000). Neuroimaging in bipolar disorder. *Bipolar Disord.* , 2, 148–164

Swayze, V. W., Andreasen, N.C., Alliger , R. J., et al. (1992). Subcortical and temporal estructures in afective disorders an schizophrenia: a magnetic resonance imaging study. *Biol. Psychitry*, 31, 221-40.

Sweet, W.H., Brownell, G. L. (1953). Localization of brain tumors with positron emitters. *Nucleonics,* 11, 40–45.

Szulc A. , Galinska B. , Tarasow E. , Waszkiewicz N. , Konarzewska B. , Poplawska R. , Bibulowicz D. , Simonienko K. , Walecki J.(2011). Proton magnetic resonance spectroscopy study of brain metabolite changes after antipsychotic treatment. *Pharmacopsychiatry,* 44(4), 148-57.

Tailor, F. T. (1982). Sydeham´s disease entity. *Psychological Medicine*, 12, 243-250.

Tallan, H.H. (1956). Studies on the distribution of N-acetyl-L-aspartatic acid in the brain. *J. Biol .Chem.,* 224, 41-45.

Tallan, H. H., Moore, S., Stein, W. H. (1956). N-acetyl-l-aspartic acid in brain. *J. Biol. Chem.,*

Tanaka, Y., Obata, T., Sassa, T., Yoshitome, E., Asai, Y., Ikehira, H., Suhara, T., Okubo, Y., Nishikawa, T. (2006). Quantitative magnetic resonance spectroscopy of schizophrenia: relationship between decreased N-acetylaspartate and frontal lobe dysfunction. *Psychiatry Clin. Neurosci.* 60(3):365-72.

Tanskanen, P., Ridler, K., Murray, G. K., Haapea, M., Veijola, J. M., Jäskeläinen, E., Miettunen, J., Jones, P. B., Bullmore, E. T., Isohanni, M. K. (2010). Morphometric brain abnormalities in schizophrenia in a population-based sample: relationship to duration of illness. *Schizophr .Bull.*, 36 (4), 766-777.

Taveras, J. M. (1990). Neuroradiology: Past, present and future. *Radiology,* 175, 93-602.

Ter-Pogossian, M.M., Phelps, M. E., Hoffman, E. J., Mullani, N. A. (1975). A positron emission transaxial tomogreph for nuclear imaging (PET). *Radiology,* 114 (1), 89–98.

Thompson, P. M, Vidal, C., Giedd, J. N., Gochman, P., Blumenthal, J., Nicolson, R., Toga, A. W., Rapoport, J. L. (2001). Mapping adolescent brain change reveals dynamic wave of accelerated gray matter loss in very early-onset schizophrenia. *Proc Natl Acad Sci U. S. A.,* 98 (20), 11650-5.

Theberge, J., Al-Semaan, Y., Jensen, J. E., Williamson, P. C., Neufeld, R. W., Menon, R. S. (2004). Comparative study of proton and phosphorus magnetic resonance spectroscopy in schizophrenia at 4 Tesla. *Psychiatry Res.,*132 (1), 33-9 .

Theberge, J., Al-Semaan, Y., Drost, D. J., Malla, A. K., Neufeld, R. W., Bartha, R. (2004). Duration of untreated psychosis vs. N-acetylaspartate and choline in first episode schizophrenia: a 1H magnetic resonance spectroscopy study at 4.0 Tesla. *Psychiatry Res.,* 131 (2), 107-14.

Tkáč, I., a Gruetter, R. (2005). Methodology of^{1}H NMR spectroscopy of the human brain at very high magnetic fields. *Applied magnetic resonance*, 29 (1),139-157.

Tkachev, D., Mimmack, M. L., Ryan, M. M., Wayland, M., Freeman, T., Jones, P.B., Starkey, M., Webster, M. J., Yolken, R. H., Bahn, S. (2003). Oligodendrocyte dysfunction in schizophrenia and bipolar disorder. *Lancet,* 362 (9386), 798-805.

Todtenkopf, M.S., Vincent, S.L., Benes, F.M., (2005). A cross-study meta-analysis and three-dimensional comparison of cell counting in the anterior cingulate cortex of schizophrenic and bipolar brain. *Schizophr. Res.* 73, 79–89.

Tow, P.M., Whitty, C.W. (1953). Personality changes after operations on the cingulate gyrus in man. *J. Neurol. Neurosurg. Psychiatry,* 16, 186–193.

Tsacopoulos, M., Magistretti, P. J. (1996). Metabolic coupling between glia and neurons. *J Neurosci.,* 16, 877.

User Guide   FMRIB Software Library FAST v4.1 (2008).   Recuperado diciembre 2009 de http://www.fmrib.ox.ac.uk/fsl/fast4/index.html

Van Snellenberg, J. X., De Candia, T., (2009). Meta-analytic evidence for familial coaggregation of schizophrenia and bipolar disorder. *Arch. Gen. Psychiatry*, 66, 748–755.

Vita, A., De Peri, L., Silenzi, C., Dieci, M. (2006). Brain morphology in first-episode schizophrenia: a meta-analysis of quantitative magnetic resonance imaging studies. *Schizophr Res.*, 82, 75–88.

Vogt, B. A., et al. (1992). Functional heterogeneity in cingulate cortex: the anterior executive and posterior evaluative regions. *Cereb. Cortex,* 2, 435–443.

Waddington J.L. (1993). Schizophrenia: developmental neuroscience and pathology. *Lancet ,* 341 (8844), 531–536.

Ward, K. E, Friedman, L., Wise, A., Schulz, S. C. (1996). Meta-analysis of brain and cranial size in schizophrenia. *Schizophr. Res.*, 22, 197–213.

Webster, M. J., O'Grady, J., Kleinman, J.E., Weickert, C. S. (2005). Glial fibrillary acidic protein mRNA levels in the cingulate cortex of individuals with depression, bipolar disorder and schizophrenia. *Neuroscience,* 133 (2), 453-61.

Weinberger, D. R., McClure, R. K. (2002). Neurotoxicity, Neuroplasticity, and Magnetic Resonance Imaging Morphometry What Is Happening in the Schizophrenic Brain? . *Arch Gen Psychiatry*, 59, 553-558.

Winsberg, M. E., Sachs, N., Tate, D. L., Adalsteinsson, E., Spielman, D., Ketter, T.A. (2000). Decreased dorsolateral prefrontal N-acetyl aspartate in bipolar disorder. *Biol. Psychiatry,* 47, 475–481.

Whalen, P., et al. (1998). The emotional counting Stroop paradigm: a functional magnetic resonance imaging probe of the anterior cingulate affective division. *Biol. Psychiatry,* 44, 1219–1228.

Wolkin, A., Choi, S. J., Szilagyi, S., Sanfilipo, M., Rotrosen, J. P., Lim, K. O. (2003). Inferior frontal white matter anisotropy and negative symptoms of schizophrenia: a diffusion tensor imaging study. *Am. J. Psychiatry*, 160 (3), 572-574.

Woodruff, P., Brammer, M., Mellers, J., Wright, I., Bullmore, E., Williams, S. (1995): Auditory hallucinations and perception ofexternal speech. *Lancet*, 346, 1035.

Wright, I. C., Rabe-Hesketh, S., Woodruff, P. W., David, A. S., Murray, R.M., Bullmore, E. T. (2000). Metaanalysis of regional brain volume in schizophrenia. *Am. J. Psychiatry,* 157,16-25.

Yamasue, H., Fukui, T., Fukuda, R., Yamada, H., Yamasaki, S., Kuroki, N., Abe. O., Kasai, K., Tsuji, K., Iwanami, A., Aoki, S., Ohtomo, K., Kato, N., Kato, T. (2002). 1H-MR spectroscopy and gray matter volume of the anterior cingulate cortex in schizophrenia. *Neuroreport,* 13(16), 2133-7.

Yen, C. F., Cheng, C. P., Huang, C. F., Yen, J.Y., Ko, C. H., Chen, C. S. (2008). Quality of life and its association with insight, adverse effects of medication and use of atypical antipsychotics in patients with bipolar disorder and schizophrenia in remission. *Bipolar Disord..* 10 (5), 617-24.

Yildiz-Yesiloglu, A., Ankerst, D. P. (2006). Neurochemical alterations of the brain in bipolar disorder and their implications for pathophysiology: a systematic review of the in vivo proton magnetic resonance spectroscopy findings. Prog Neuropsychopharmacol *Biol. Psychiatry,* 30 (6), 969-95.

Young, R. C., Nambudiri, D. E., Jain, H., De Asis, J.M., Alexopoulos, G. S. (1999). Brain Computed Tomographyin geriatric manic disorder. *Biol. Psychiatry*, 45 (8), 1063-5.

Yu, K., Cheung, C., Leung, M., Li, Q., Chua, S., McAlonan, G. (2010). Are bipolar disorder and schizophrenia neuroanatomically distinct? An anatomical likelihood meta-analysis. *Front. Hum. Neurosci.*, 4, 189..

Yurgelum-Todd, D. A, Renshaw, P. F., Waternaux, C. M. (1993). 1H spectroscopy of the temporal lobes in schizophrenic and bipolar patients. Proceedings of the Society of *Magnetic Resonance in Medicine: Twelfth Annual Scientific Meeting* , 3, 1539.

Yurgelun-Todd, D. A., Gruber, S. A., Kanayama, G., Killgore, W. D., Baird, A. A., Young, A. D. (2002). fMRI during affect discrimination in bipolar affective disorder. *Bipolar Disord.*, 2, 237–248.

Zabala, A., Sánchez-González, J., Parellada, M., Moreno, D.M., Reig, S., Burdalo, M. T., Robles, O., Desco, M., Arango, C. (2007). Findings of proton magnetic resonance spectometry in the dorsolateral prefrontal cortex in adolescents with first episodes of psychosis. *Psychiatry Res.*,156 (1), 33-42.

Zhang, Y., Brady, M., Smith, S. (2001). Segmentation of brain MR images through a hidden Markov random field model and the expectation maximization algorithm. IEEE *Trans. on Medical Imaging,* 20 (1), 45-57.

Anexos.

9. Anexos.

Anexo 1.

Figura 11. Máquina de Resonancia Magnética en la que se realizaron las pruebas a los pacientes del estudio. Clínica Cerco. Sevilla.

Unidad RNM 1,5 Teslas (Alto campo) optimizada para estudios cardiovasculares y neurológicos marca GE MEDICAL SYSTEMS modelo SIGNA CV/i 1,5 Teslas, año de fabricación 2000. Con procesador OCTANE de SILICON GRAPHICS y Unidad de visualización VP-1. Clínica Cerco Seviila.

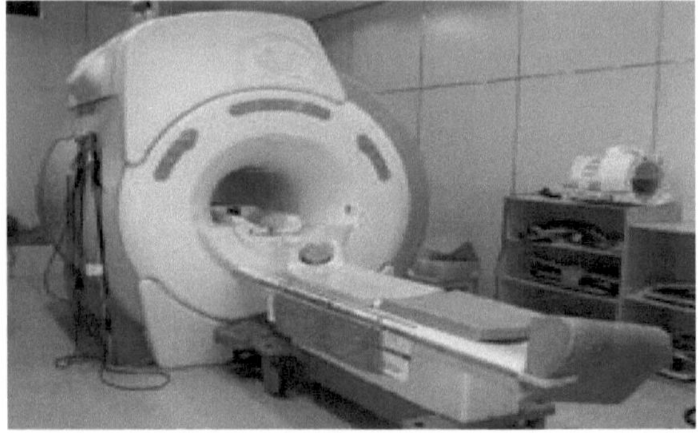

Anexo 2.

Figura 12. Imagen de Espectro de protón de uno de los pacientes del estudio.

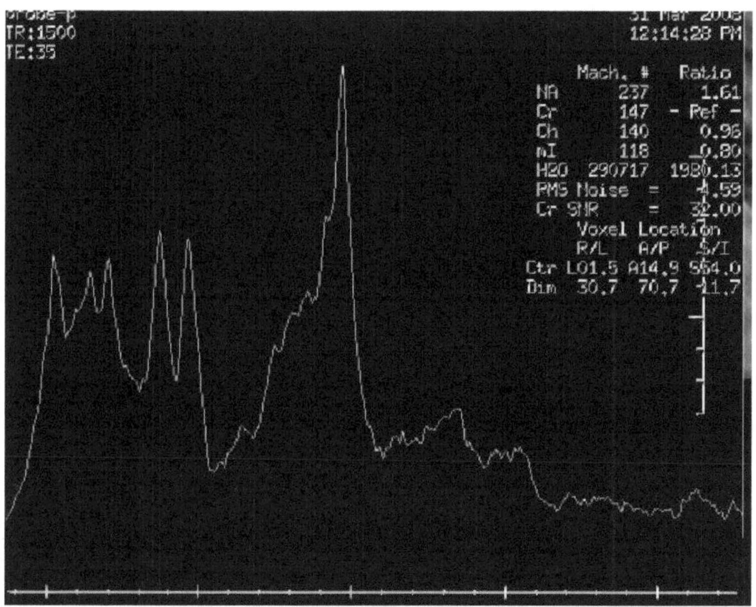

Anexo 3.

Figura 13. Imagen sagital del vóxel seleccionado para el estudio en el área del cíngulo anterior.

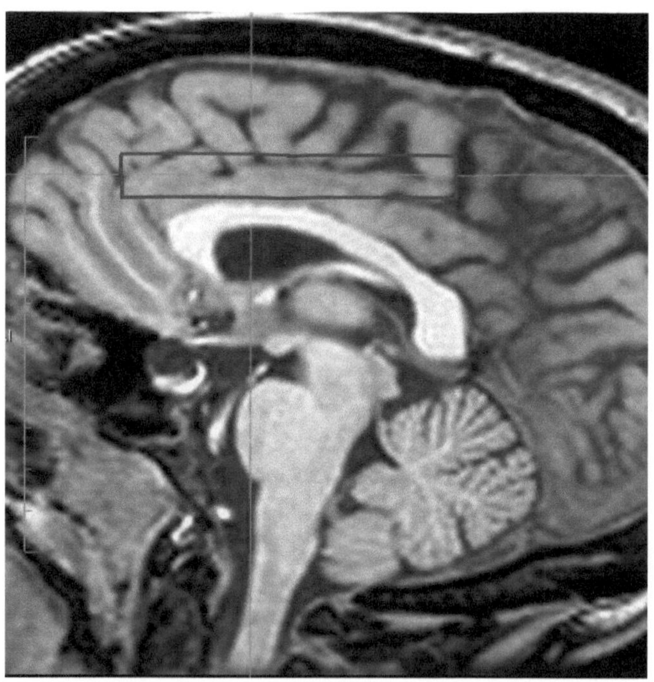

Anexo 4.

Figura 14. Imagen axial del vóxel seleccionado para el estudio en el área del cíngulo anterior.

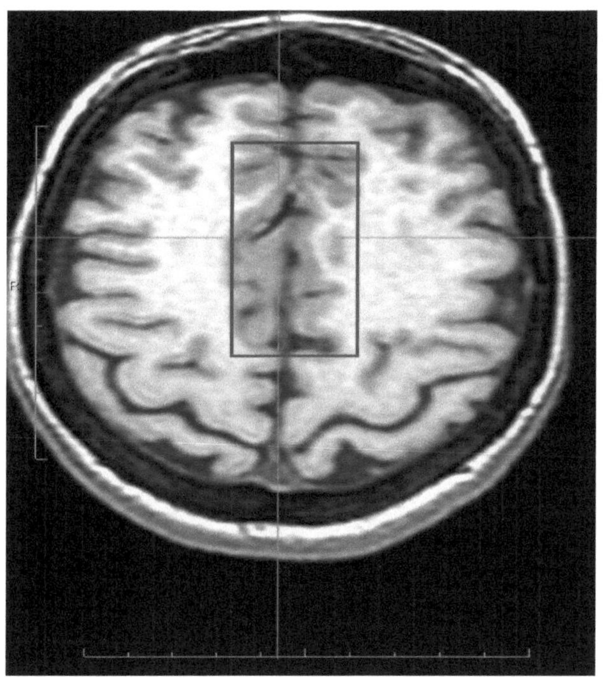

Figura 15. Imagen frontal del vóxel seleccionado para el estudio en el área del cíngulo anterior.

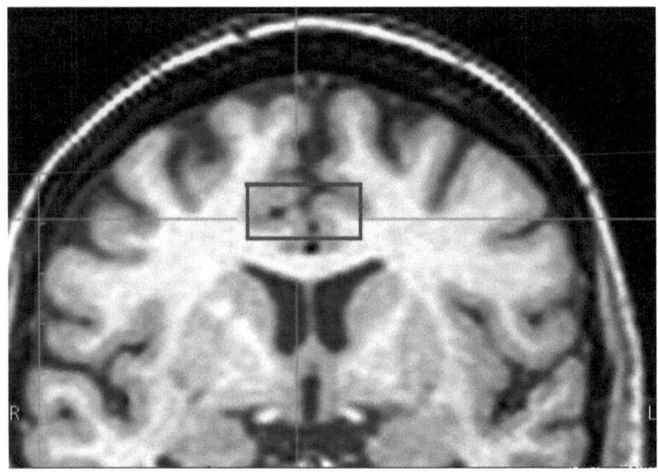

Anexo 6.

Consentimiento informado que ha de firmar el paciente para participar en el estudio.

CONSENTIMIENTO INFORMADO PARA PARTICIPAR EN EL ESTUDIO PARAMETROS ESTRUCTURALES, METABÓLICOS Y BIOQUIMICOS DEL CEREBRO BIPOLAR.

Expediente 219/03. BOJA 9, 15/1/04, pag1095.

Subvencionado por la Consejería de Salud

Investigador principal: Fernando Sarramea.

Nombre del paciente:

A usted se le está invitando a participar en este estudio de investigación médica. Antes de decidir si participa o no, debe conocer y comprender cada uno de los siguientes apartados. Este proceso se conoce como consentimiento informado. Siéntase con absoluta libertad para preguntar sobre cualquier aspecto que le ayude a aclarar sus dudas al respecto.

Una vez que haya comprendido el estudio y si usted desea participar, entonces se le pedirá que firme esta forma de consentimiento, de la cual se le entregará una copia firmada y fechada.

En la actualidad la espectroscopia de resonancia magnética de hidrogeno, se ha convertido en una herramienta de neuroimagen funcional con grandes aplicaciones clínicas y es considerada como el método no invasivo que permite estudiar más adecuadamente el metabolismo de los seres vivos .Esta técnica determina los niveles de N-acetil-aspartato (NAA) y colina (Cho), entre otros metabolitos.

La esquizofrenia y el trastorno bipolar comparten algunas características epidemiológicas, clínicas y neurofarmacológicas.

A usted se le está invitando a participar en un estudio de investigación que tiene como objetivos la realización de la técnica de espectroscopia por resonancia magnética en la regióncerebral del cíngulo para obtener datos que ayuden a comprender el sustrato cerebral de la esquizofrenia y el trastorno bipolar ya que se relaciona los cambios en esta región con ambos procesos

Si usted participa de forma voluntaria en este estudio se le realizará una prueba de espectroscopia por resonancia magnética nuclear por lo que podrá disponer de los datos obtenidos de la misma. Asi mismo este estudio permitirá que en un futuro otros pacientes puedan beneficiarse del conocimiento obtenido.

En caso de aceptar participar en el estudio se le realizarán algunas preguntas sobre usted, sus hábitos y sus antecedentes médicos

No existen riesgos derivados de los procedimientos a realizar, la resonancia magnética no utiliza rayos X ni otro tipo de Radiaciones Ionizantes, y no se conoce que produzca efectos dañinos para el organismo. Usted no notará dolor ni molestias durante ni después de la exploración, pudiendo hacer vida normal antes y después de la misma. Las molestias que pueden conllevar el particiapar en este estudio son las derivadas de las entrevistas que se le han de realizar así como las dereivadas de los desplazamientos precisos para la realización de la resonancia magnética.

Su decisión de participar en el estudio es completamente voluntaria.

No habrá ninguna consecuencia desfavorable para usted, en caso de no aceptar la invitación.

Si decide participar en el estudio puede retirarse en el momento que lo desee, aun cuando el investigador responsable no se lo solicite, pudiendo informar o no, las razones de su decisión, la cual será respetada en su integridad.

No tendrá que hacer gasto alguno durante el estudio.

No recibirá pago por su participación.

En el transcurso del estudio usted podrá solicitar información actualizada sobre el mismo, al investigador responsable.

La información obtenida en este estudio, utilizada para la identificación de cada paciente, será mantenida con estricta confidencialidad por el grupo de investigadores.

En caso de que usted desarrolle algún efecto adverso secundario no previsto, tiene derecho a una indemnización, siempre que estos efectos sean consecuencia de su participación en el estudio.

Si considera que no hay dudas ni preguntas acerca de su participación, puede, si así lo desea, firmar la Carta de Consentimiento Informado que forma parte de este documento.

Yo, _________________________________ he leído y comprendido la información anterior y mis preguntas han sido respondidas de manera satisfactoria.

He sido informado por el Dr./Dra. _________________________________ y entiendo que los datos obtenidos en el estudio pueden ser publicados o difundidos con fines científicos.

Convengo en participar en este estudio de investigación.

Recibiré una copia firmada y fechada de esta forma de consentimiento.

Firma del participante o del padre o tutor:

____

En___________________________**Fecha.**_______________________________

Firma del investigador

____

En___________________________**Fecha.**_______________________________

___

Anexo 7.

Hoja de información proporcionada a los pacientes con información acerca de la Resonancia Magnética Nuclear.

Información sobre exploraciones con Resonancia Magnética

CENTRO RADIOLÓGICO COMPUTARIZADO CERCO S.A.

Hospital Victoria Eugenia Cruz Roja , Ronda de Capuchinos, 11, 41009. Sevilla

Primer paso: Completar datos

Antes de someterse al estudio con Resonancia Magnética, le rogamos que cuando llegue a CERCO se dirija a la Recepción a completar su expediente.

¿Qué es la Resonancia Magnética?

Se trata de una exploración durante la cual se realiza un estudio especializado de imagen. Para ello se sitúa al paciente en un aparato que produce un campo magnético de características especiales donde, con la ayuda de potentes ordenadores, se pueden obtener imágenes de sus órganos internos. La prueba mostrará la normalidad de estos órganos o la existencia de enfermedad.

¿El estudio utiliza los rayos X?

No, es un estudio de imagen que no tiene peligrosidad, y es aplicable incluso a mujeres embarazadas, dado que no presenta ningún riesgo.

¿Hay algún tipo de peligro?

Al igual que en los controles de los aeropuertos, la utilización de marcapasos lo presenta, por lo que los pacientes que lo llevan deberán advertir esta circunstancia, al igual que deberán indicar si son portadores de algún material metálico introducido tras una operación.

Pasos a seguir

Para realizar el examen, el paciente sólo se tiene que acostar en la camilla de exploración en la posición que se le indique. La camilla se introduce en el interior del aparato y éste irá realizando el estudio. Durante el mismo se oirán ruidos diversos, a veces intensos y repetitivos. No se preocupe. Corresponden a diversas fases de la exploración y no le afectan para nada. Es importante que esté muy quieto durante todo este tiempo para que la imagen salga lo más perfecta posible.

Aspectos a tener en cuenta

Aunque procuramos que la exploración se realice lo más cerca posible de la hora de la cita para evitar esperas, a veces ocurren incidencias que retrasan las pruebas. Por ejemplo, la entrada de pacientes con carácter de urgencia, al alargamiento del tiempo de exploración de pacientes anteriores, la revisión y puesta a punto de las unidades, etc.

Debe saber que hay dos turnos de exploraciones: uno para las exploraciones mediante TAC y otro para las exploraciones de Resonancia Magnética. Por ello, usted puede ver pasar delante a una persona que haya llegado después, pero correspondiente al turno del otro tipo de exploración.

Rogamos que lo que pueda necesitar de CERCO durante su estancia lo comunique en Recepción.

Igualmente, agradeceremos indique en Recepción cuantas sugerencias estime que puedan mejorar la atención a los pacientes durante su estancia en CERCO.

Muchas gracias por confiar en nosotros. Trabajamos por su salud.

Anexo 8 .

Consentimiento informado para la realización de la Resonancia Magnética Nuclear.

CONSENTIMIENTO INFORMADO PARA RESONANCIA MAGNETICA

Usted va a realizarse una exploración mediante RESONANCIA MAGNETICA.

Es una técnica que obtiene imágenes anatómicas del interior del cuerpo, utilizándose para ello un potente imán y ondas de radiofrecuencia.

La Resonancia Magnética NO utiliza Rayos X ni otro tipo de Radiaciones Ionizantes, y no se conoce que produzca efectos dañinos para el organismo.

Usted no notará dolor ni molestias durante ni después de la exploración, pudiendo hacer vida normal antes y después de la misma.

DURANTE LA EXPLORACIÓN:

- Será introducido en el imán, con forma de tubo abierto por sus dos extremos.

- Solamente oirá un ruido rítmico, como un golpeteo, siendo la frecuencia e intensidad del ruido variable, y será la única incomodidad que sentirá.

- El tiempo de exploración puede ser largo, pero podrá hablar con el personal técnico a través de una línea microfónica.

- Es IMPRESCINDIBLE para el diagnóstico que usted esté quieto, sin moverse durante toda la exploración, respirando tranquilamente.

- En ocasiones es necesario administrar contraste intravenoso, en cuyo caso se le informará de ello.

IMPORTANTE:

La Resonancia Magnética funciona con un alto campo magnético por lo que NO PUEDEN ENTRAR PERSONAS CON MARCAPASOS CARDIACOS NI OTROS ELECTROESTIMULADORES.

INDIQUE AL PERSONAL SANITARIO SI:

• Está embarazada.

• Sospecha que tiene virutas metálicas, especialmente en los ojos o cerca.

• Es portador de elementos metálicos (metralla, clips, prótesis..).

• Ha sido intervenido quirúrgicamente.

• Es alérgico a algún medicamento o contraste.

• Padece insuficiencia renal.

• Va a ser sometido a un transplante hepático.

•

Aunque la exploración mediante Resonancia Magnética es inofensiva, algunos elementos pueden interferir en al calidad de la imagen. Por otro lado, al trabajarse con altos campos magnéticos, hay que tomar algunas precauciones, ya que algunos objetos pueden poner en peligro su seguridad. Por todo ello, le pedimos que, por favor:

FECHA:

P ACIENTE:

Estudio:

RELLENE ESTE FORMULARIO:

Conteste con una X si es portador de alguno de los siguientes elementos:

- Marcapasos cardíaco.
- Clips aórticos o carotideos .
- Válvulas cardíacas.
- Electrodos
- Dispositivo Intrauterino (DIU).
- Placas o tornillos.
- Dentadura postiza.
- Tatuajes.
- Suturas metálicas.
- Clips cerebrales.
- Neuroestimuladores.
- Bomba de insulina.
- Sonotone.
- Prótesis metálicas.
- Prótesis de oído.
- Prótesis oculares.
- Virutas metálicas.
- Metralla.

RECUERDE

No podrá acceder a la sala de exploración con tarjetas de crédito ni otros objetos que puedan ser alterados por el campo magnético. No podrá portar joyas, relojes, ganchillos, horquillas, llaves, gafas ni ningún otro objeto metálico. Por favor, acuda sin maquillaje facial.

DECLARACION DE CONFORMIDAD

Don/ ña..

Declara que ha sido informado/a acerca de la exploración que se va a realizar, autorizando su realización, así como la administración de contraste intravenoso, si fuera necesario.

Señale lo que corresponda con una cruz.   SI ---

NO---

Doy mi conformidad

Firma:.. Fecha:...........................

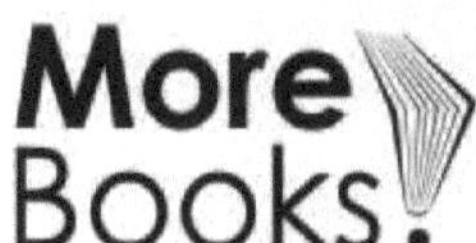

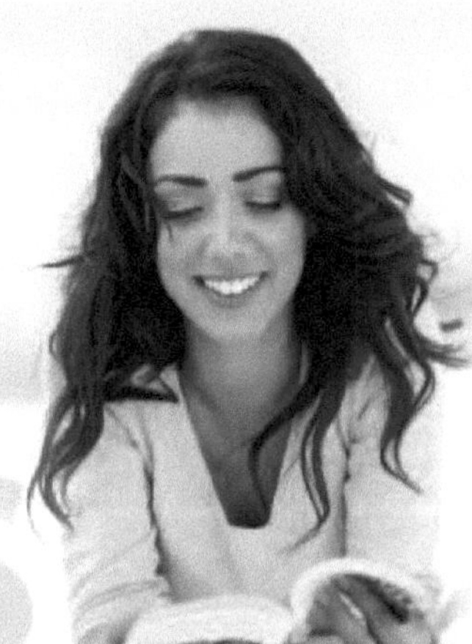

yes
I want morebooks!

Buy your books fast and straightforward online - at one of world's fastest growing online book stores! Environmentally sound due to Print-on-Demand technologies.

Buy your books online at
www.morebooks.shop

¡Compre sus libros rápido y directo en internet, en una de las librerías en línea con mayor crecimiento en el mundo! Producción que protege el medio ambiente a través de las tecnologías de impresión bajo demanda.

Compre sus libros online en
www.morebooks.shop

KS OmniScriptum Publishing
Brivibas gatve 197
LV-1039 Riga, Latvia
Telefax: +371 686 204 55

info@omniscriptum.com
www.omniscriptum.com

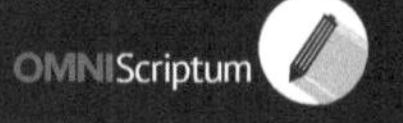

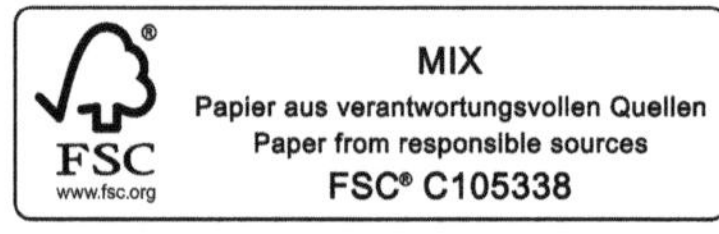

Printed by Books on Demand GmbH, Norderstedt / Germany